｜三 网 年 鉴｜

上海市细菌耐药、抗菌药物
应用和医院感染监测报告

*2020*年度

衣承东　王明贵　主　编

胡必杰　胡付品　吕迁洲　吴文辉　钟明康　副主编

上海市卫生健康委员会抗菌药物临床应用与管理专家委员会

上海科学技术出版社

图书在版编目（CIP）数据

上海市细菌耐药、抗菌药物应用和医院感染监测报告
. 2020年度 / 衣承东，王明贵主编. -- 上海 ：上海科
学技术出版社，2021.6
ISBN 978-7-5478-5387-0

Ⅰ．①上… Ⅱ．①衣… ②王… Ⅲ．①细菌－抗药性
－卫生监测－研究报告－上海－2020②抗菌素－药品管理
性－卫生监测－研究报告－上海－2020③医院－感染－卫
生管理性－卫生监测－研究报告－上海－2020 Ⅳ.
①R978.1②Q939.1③R197.323.4

中国版本图书馆CIP数据核字(2021)第125749号

上海市细菌耐药、抗菌药物应用和医院感染监测报告（2020年度）
衣承东　　王明贵　主编

上海世纪出版（集团）有限公司
上 海 科 学 技 术 出 版 社 出版、发行
（上海钦州南路71号　邮政编码200235　www.sstp.cn）
上海锦佳印刷有限公司印刷
开本 787×1092　1/16　印张 7
字数 95千字
2021年6月第1版　2021年6月第1次印刷
ISBN 978-7-5478-5387-0 / R·2321
定价：68元

本书如有缺页、错装或坏损等严重质量问题，请向工厂联系调换

内 容 提 要

本书详尽记述了2020年上海市细菌真菌耐药监测网、上海市抗菌药物临床应用监测网以及上海市医院感染防控与监测网（简称"三网"）的监测研究成果，简称"2020年度三网年鉴"，内容包括细菌耐药监测、抗菌药物临床应用监测、医院感染监测与防控，并介绍"三网联动"综合评分标准等。

2020年，上海市细菌真菌耐药监测网监测了38家三级甲等医院和24家二级医院。上海市抗菌药物临床应用监测网纳入了53家三级医院，59家二级医疗机构，247家社区医院的抗菌药物相关医疗数据。上海市医院感染防控与监测网重点开展了培训、督查工作、特色工作、常规监测工作等，其中特色工作含环境污染采样、内镜终末漂洗用水采样等，还对137家医疗机构进行了质控督查。

本书呈现了以上主要内容的医疗数据，内容翔实、可靠，反映了上海最新的细菌耐药、抗菌药物应用、医院感染防控与监测等情况，可供相关临床、科研等人员参考。

编　委　会

主　编

衣承东　王明贵

副主编

胡必杰　胡付品　吕迁洲　吴文辉　钟明康

顾　问（按姓名拼音排序）

何礼贤　刘皋林　陆　权　倪语星　汪　复　夏照帆
周　新　朱德妹

编　委（按姓名拼音排序）

卞晓岚　曹　清　陈尔真　陈　敏　陈昕琳　陈英耀
傅小芳　高　申　高晓东　顾洪安　郭　澄　郭　燕
黄　怡　蒋良芝　李　玲　李　敏　李智平　林　海
卢洪洲　马　骏　潘　珏　瞿洪平　石　磊　孙　湛
汪瑞忠　王　斌　王惠英　王剑云　王　鹏　魏　馨
吴文娟　吴增斌　徐丛剑　许　洁　杨　帆　应春妹
余　波　余　红　原永芳　曾　玫　翟　青　张　泓
张　健　张建中　张　菁　张　群　赵　虎　祝德秋
邹　妮

秘　书（按姓名拼音排序）

李　颖　应寅清

编 者 序

2004年,原卫生部等部委颁发《抗菌药物临床应用指导原则》(卫医发〔2004〕285号),揭开了我国抗菌药物临床合理应用及管理的序幕。十余年来,我国在抗菌药物管理(AMS)方面做了大量工作,也开展了各类学术活动,AMS领域的理论水平得到极大提高。当前需要进一步思考的问题包括如何将AMS理论转化为实践?如何从卫生行政干预主导的管理转变为专业化、科学化、常态化的管理?

为此,上海于2017年成立"上海市卫生计生委抗菌药物临床应用与管理专家委员会"(以下简称"专委会",专委会于2019年6月更名为上海市卫生健康委员会抗菌药物临床应用与管理专家委员会),旨在发挥上海市细菌感染诊疗相关临床科室、临床微生物、临床药学、医院感染防控、行政管理等多部门、多学科专家的优势,提高抗菌药物临床应用水平,加强医疗机构抗菌药物临床应用管理,保障医疗质量和医疗安全。

专委会成立后,在上海开创性地开展"三网联动",将上海市细菌真菌耐药监测网、上海市抗菌药物临床应用监测网及上海市医院感染防控与监测网(以下简称"三网")的数据加以整合,加强多学科人员的交流与合作,以提高监测数据的分析与利用水平,积极防控耐药菌感染。专委会成立以来，通过"三网联动"做了一系列的探索性工作，循序渐进地开展抗菌药物合理用药及管理，将 AMS 的政策落地，受到多方关注。在此做扼要回顾：从 2017 年起，专委会编撰了"上海市细菌耐药、抗菌药物应用和医院感染监测报告"，将"三网"的监测数据整合在一起，形成"三网年鉴"，在业界形成良好反馈。在前 4 年工作的基础上，此次于 2021 年上半年出版 2020 年度"三网年鉴"。

在出版"三网年鉴"的基础上，从 2018 年起，上述 3 个监测网每年联合召开年度总结会，分析监测数据，使参会人员对 3 个监测网的数据有一个全面的了解，同时加强了多学科专业人员的交流、沟通。

经多轮讨论，专委会自 2018 年起建立了 4 个权重指数的评分标准："三网联动"复合指标、细菌耐药权重指数、抗菌药物使用权重指数与医院感染权重指数，以期客观评价各医疗机构的相关指标，并做适当的横向比较。专委会每年对评分标准做必要的更新，刊登于最近的监测报告中，且依据评分标准，对医疗机构进行实地督导。2019 年至 2020 年，专委会组织多学科专家完成了所有列入三网的上海市 57 家医疗机构进行了实地督导，每个小组由 5 名多学科成员组成，每家医疗机构督导半天。根据监测网的数据，找出主要问题，多学科专家实地考察后提出针对性的具可行性的整改、提升方案。督导的出发点是根据监测数据反映的问题，利用多学科的力量真心实意地协助被督导单位提升 AMS 水平，因而也受到被督导单位领导及专家的欢迎。

本监测报告对上海市 2020 年"三网"的监测结果进行全面总结、分析。

1. 上海市细菌真菌耐药监测网对所有被监测的分离菌的耐药状况做了总结报告，数据来自参与该网监测的成员单位，包括 38 家三级医院和 24 家二级医院。

2. 上海市抗菌药物临床应用监测网监测的医疗机构分三级医院（53 家）、二级医院（59 家）及社区医疗机构（247 家），该网对抗菌药物临床应用状况进行汇总、分析。

3. 上海市医院感染防控与监测网总结报告的内容包括培训开展情况和效果、督查工作的组织开展情况、特色工作及常规监测工作等,该网对137家医疗机构进行了质控督查。

希望广大读者特别是相关专业人员,不吝提出宝贵意见、建议,共同提高。我们坚信在多学科专家的共同努力下,我国的抗菌药物合理应用水平一定会得到提高,细菌耐药一定能得到遏制!

上海市卫生健康委员会抗菌药物临床应用与管理专家委员会

2021 年 5 月

目　　录

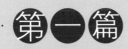

细菌耐药监测报告

三 网 年 鉴

上海市细菌真菌耐药监测网
上海市抗菌药物临床应用监测网
上海市医院感染防控与监测网

多重耐药菌的流行播散，为临床的抗感染治疗带来重大挑战，尤其是甲氧西林耐药金黄色葡萄球菌（Methicillin-resistant *Staphylococcus aureus*, MRSA）、碳青霉烯类耐药肠杆菌目细菌（Carbapenem-resistant *Enterobacterales*, CRE）、碳青霉烯类耐药铜绿假单胞菌（Carbapenem-resistant *Pseudomo-s aeruginosa*, CRPA）和碳青霉烯类耐药鲍曼不动杆菌（Carbapenem-resistant *Acinetobacter baumannii*, CRAB）等。为控制细菌耐药性的发展，早在1988年，在世界卫生组织（WHO）细菌耐药监测专题组的支持下，我国卫生部组建由中国药品生物制品检定所和上海医科大学附属华山医院抗生素研究所负责的北京和上海地区细菌耐药监测网。2005年卫生部、国家中医药管理局和解放军总后卫生部联合建立了全国抗菌药物临床应用监测网和细菌耐药监测网。2009年，上海市卫生局正式批复成立"上海市细菌耐药监测网"，复旦大学附属华山医院抗生素研究所具体负责"上海市细菌耐药监测网"的日常运行。复旦大学附属华山医院抗生素研究所是我国最早开展细菌耐药监测工作的单位之一。经过近30年的积累，细菌耐药监测工作目前已形成一套较为成熟、可靠的工作体系及合理的团队建设制度。

2017年5月，为进一步规范和推动上海市细菌真菌耐药监测工作，根据《关于进一步做好全国合理用药监测、上海市抗菌药物临床应用监测网和细菌耐药监测网相关工作的通知（沪卫医政〔2009〕25号）》《国家卫生计生委办公厅关于提高二级以上综合医院细菌真菌感染诊疗能力的通知》（国卫办医函〔2016〕1281号）等文件精神，在"上海市细菌耐药监测网"现有工作的基础上，增加真菌耐药监测的工作职责，更名为"上海市细菌真菌耐药监测网"，是我国第一个同时检测细菌和真菌耐药的省级监测网络。

近年来，随着抗菌药物使用增加，细菌耐药问题日益突出，为临床的抗感染治疗带来巨大挑战。细菌耐药监测工作是了解耐药菌变迁、遏制耐药菌进一步流行播散最重要的基础工作之一。2020年度上海市细菌真菌耐药监测网含38家三级甲等医院和24家二级医院（包含部分近年来通过"二升三"评审的三级乙等综合医院）。现将2020年上海市细菌耐药监测的材料方法以及监测结果报道如下。

一、材料与方法

（一）材料

细菌收集：2020年1月1日—12月31日上海市细菌真菌耐药监测网62家医院的临床分离株，剔除同一患者分离的重复菌株，按上海市细菌真菌耐药监测统一方案进行细菌对抗菌药物的敏感性试验，剔除非无菌体液标本分离的凝固酶阴性葡萄球菌和草绿色溶血链球菌。

（二）方法

1. 药物敏感性试验

按"上海市细菌真菌耐药监测网"的技术方案，采用纸片扩散法及自动化仪器进行。折点采用2020年临床和实验室标准协会（Clinical and Laboratory Standards Institute, CLSI）M100 30thed 文件推荐的判断标准[1]，替加环素按美国食品药品监督管理局（FDA）推荐的判断标准[2]。药敏试验质控菌株为金黄色葡萄球菌 ATCC 25923、大肠埃希菌 ATCC 25922、铜绿假单胞菌 ATCC 27853、肺炎链球菌 ATCC 49619 和流感嗜血杆菌 ATCC 49247。

2. β–内酰胺酶检测

流感嗜血杆菌中的β–内酰胺酶采用头孢硝噻吩定性试验检测。肠杆菌目细菌中的大肠埃希菌、肺炎克雷伯菌、产酸克雷伯菌和奇异变形杆菌等细菌产生的超广谱β–内酰胺酶（Extended spectrum β–lactamases, ESBLs）的检测采用CLSI推荐的酶抑制剂增强确证试验（包括纸卡扩散法、E-test或MIC法）[1]。

3. 青霉素不敏感肺炎链球菌检测

肺炎链球菌青霉素不敏感株，包括青霉素中介肺炎链球菌（Penicillin-intermediate *Streptococcus pneumoniae*, PISP）和青霉素耐药肺炎链球菌（Penicillin-resistant *Streptococcus pneumoniae*, PRSP）， 按2020年CLSI M100文件相关标准[1]判定。按CLSI要求，如1 μg/片苯唑西林纸片法抑菌圈直径≥20 mm者为青霉素敏感肺炎链球菌（Penicillin-susceptible *Streptococcus pneumoniae*, PSSP）；如≤19 mm者，采用E试验条测定青霉素最低抑菌浓度（minimal inhibitory concentration, MIC），按2020年CLSI M100文件相关标准[1]判定为PSSP、PISP或PRSP。

4. 糖肽类不敏感革兰阳性球菌检测

对常规药敏试验显示万古霉素、利奈唑胺或替考拉宁不敏感（包括PISP和PRSP）者，应按CLSI要求对细菌进行重新鉴定确认以及采用MIC测定法，进行万古霉素、利奈唑胺或替考拉宁的MIC值药敏试验结果的复核确认。部分菌株采用PCR法确认万古霉素耐药基因型，如*vanA*、*vanB*或*vanM*基因。

5. 碳青霉烯类耐药革兰阴性杆菌检测

肠杆菌目细菌中CRE定义为对亚胺培南、美罗培南或厄他培南中任一种抗生素耐药者，或有明确碳青霉烯酶检测证据者[3]。其中摩根菌属、变形杆菌属等细菌应以除了亚胺培南之外的任一碳青霉烯类抗生素耐药者。鲍曼不动杆菌和铜绿假单胞菌中亚胺培南或美罗培南耐药者为CRAB和CRPA。

6. 人群分类

儿童分离株指分离自年龄≤17岁患者的临床分离细菌；成人分离株指分离自年龄≥18岁患者的临床分离细菌。

7. 数据统计分析

各网点医院将数据上传至CHINET数据云网站进行处理后生成统一的dbf格式数据文件，统计分析采用WHONET 5.6软件（2020-07-15版本），同时采用WHONET 2020软件（2021-04-21版本）对升级转换的sqlite格式数据文件进行同步分析。

二、结　果

（一）细菌分布

2020年共收集了临床分离株163 129株，其中革兰阳性菌和革兰阴性菌分别占26.4%（43 026/163 129）和73.6%（120 103/163 129）。住院患者以及门急诊患者分离的菌株分别占88.8%（144 920/163 129）和11.2%（18 209/163 129）。这些菌株中分离自痰液等呼吸道分泌物的占37.0%、尿液占29.0%、血液占9.0%、伤口脓液占7.4%、脑脊液及其他无菌体液占5.4%、生殖道分泌物占1.1%、粪便占0.5%和其他标本占10.7%。分离的肠杆菌目细菌菌株最多的几种依次为大肠埃希菌（20.6%）、克雷伯菌属细菌（18.1%）、肠杆菌属细菌（3.3%）和变形杆菌属细菌（3.0%）。分离较多的不发酵糖革兰阴性杆菌依次为铜绿假单胞菌（9.4%）、鲍曼不动杆菌（8.8%）和嗜麦芽窄食单胞菌（3.3%）。革兰阳性菌中最多见者依次为肠球菌属细菌（10.7%）、金黄色葡萄球菌（8.6%）、β-溶血性链球菌（3.5%）、凝固酶阴性葡萄球菌（2.2%）、肺炎链球菌（0.6%）。163 129株细菌中主要细菌菌种分布见表1-1。

表 1-1　耐药监测菌种分布

三级医院			二级医院		
细菌	株数（株）	占比（%）	细菌	株数（株）	占比（%）
革兰阴性菌	82 283	72.6	**革兰阴性菌**	37 820	75.9
大肠埃希菌	22 110	19.5	大肠埃希菌	11 454	23.0
克雷伯菌属	20 415	18.0	克雷伯菌属	9 187	18.4
铜绿假单胞菌	10 585	9.3	铜绿假单胞菌	4 787	9.6
不动杆菌属	9 859	8.7	不动杆菌属	4 453	8.9
嗜麦芽窄食单胞菌	4 167	3.7	变形杆菌属	1 919	3.9
肠杆菌属	3 722	3.3	肠杆菌属	1 637	3.3
变形杆菌属	3 011	2.7	嗜麦芽窄食单胞菌	1 172	2.4
沙雷菌属	1 481	1.3	沙雷菌属	678	1.4
柠檬酸杆菌属	1 184	1.0	柠檬酸杆菌属	505	1.0
嗜血杆菌属	941	0.8	嗜血杆菌属	470	0.9
摩根菌属	748	0.6	摩根菌属	338	0.7
沙门菌属	732	0.6	其他假单胞菌	227	0.5
卡他莫拉菌	721	0.6	气单胞菌属	132	0.3
其他假单胞菌	655	0.6	卡他莫拉菌	123	0.2
伯克霍尔德菌属	368	0.3	沙门菌属	112	0.2
金黄杆菌属	237	0.2	伯克霍尔德菌属	112	0.2
气单胞菌属	233	0.2	普罗威登菌属	75	0.2
伊丽莎白菌属	229	0.2	拉乌尔菌属	69	0.1
无色杆菌属	219	0.2	伊丽莎白菌属	63	0.1
拉乌尔菌属	186	0.2	金黄杆菌属	54	0.1
普罗威登菌属	146	0.1	无色杆菌属	45	0.1
其他革兰阴性菌	334	0.3	其他革兰阴性菌	208	0.4
革兰阳性菌	31 046	27.4	**革兰阳性菌**	11 980	24.1
肠球菌属	12 150	10.7	肠球菌属	5 302	10.6
金黄色葡萄球菌	10 260	9.1	金黄色葡萄球菌	3 819	7.7
凝固酶阴性葡萄球菌[a]	4 149	3.7	凝固酶阴性葡萄球菌[a]	1 542	3.1

（续表）

三级医院			二级医院		
细菌	株数（株）	占比（%）	细菌	株数（株）	占比（%）
β-溶血性链球菌	2 673	2.4	β-溶血性链球菌	961	1.9
肺炎链球菌	784	0.7	肺炎链球菌	158	0.3
草绿色溶血链球菌[a]	701	0.6	草绿色溶血链球菌[a]	120	0.2
其他革兰阳性菌	329	0.3	其他革兰阳性菌	78	0.2
合计	113 329	100.0	合计	49 800	100.0

注：[a]分离自血液、脑脊液和其他无菌体液

（二）耐药菌的检出率

1. 甲氧西林耐药葡萄球菌

14 079株金黄色葡萄球菌中MRSA的检出率为46.3%。5 691株凝固酶阴性葡萄球菌中，甲氧西林耐药表皮葡萄球菌（MRSE）的检出率为78.9%，其他甲氧西林耐药凝固酶阴性葡萄球菌（MRCNS）检出率为75.4%。

2. PRSP

3株脑脊液分离肺炎链球菌均为青霉素耐药株。939株非脑膜炎肺炎链球菌中测试青霉素药敏的有917株，63.1%分离自儿童（579/917），36.9%分离自成人（338/917）。其中儿童PRSP占2.2%（13/579），成人PRSP占0.9%（3/338）。

3. 万古霉素耐药肠球菌

9 228株粪肠球菌中未发现万古霉素耐药菌株，7 163株屎肠球菌万古霉素耐药率为0.3%。两者对利奈唑胺耐药率分别为1.8%和0.3%。

4. 产ESBLs肠杆菌目细菌

2020年上海市三级医院中大肠埃希菌中有27 767株检测ESBLs，检出率为51.5%（14 306/27 767）；肺炎克雷伯菌中有20 141株检测ESBLs，

检出率为31.5%（6 343/20 141）；奇异变形杆菌中有2 602株检测ESBLs，检出率为46.9%（1 220/2 602）。

5. 碳青霉烯耐药革兰阴性杆菌（Carbapenem-resistant Organism, CRO）

肠杆菌目细菌中CRE检出率为12.1%（9 668/79 829），9 668株CRE中肺炎克雷伯菌占75.2%（7 267/9 668），大肠埃希菌占6.9%（997/9 668），阴沟肠杆菌占4.5%（435/9 668），黏质沙雷菌占3.2%（313/9 668），产气克雷伯菌占2.0%（189/9 668）。鲍曼不动杆菌中CRAB检出率为60.7%（7 721/12 715），铜绿假单胞菌中CRPA检出率为25.6%（3 928/15 372）。

（三）革兰阳性球菌对抗菌药物的敏感性

1. 葡萄球菌属细菌

MRSA的检出率为46.3%，MRSE的检出率为78.9%，其他葡萄球菌属细菌（除外假中间葡萄球菌和施氏葡萄球菌）中MRCNS的检出率为75.4%。

MRSA和MRCNS对大环内酯类、氨基糖苷类和喹诺酮类等抗菌药物的耐药率均显著高于甲氧西林敏感株（MSSA和MSCNS）。但MRSA对甲氧苄啶-磺胺甲噁唑的耐药率略低于MSSA（4.6%与6.3%）。MRSE对甲氧苄啶-磺胺甲噁唑的耐药率明显高于MRSA（46.5%与4.6%），但对克林霉素的耐药率则显著低于MRSA（25.5%与51.5%）。葡萄球菌属中未发现万古霉素耐药株和利奈唑胺耐药株，该菌属对各种抗菌药物的耐药率（resistant rates，简称R）和敏感率（susceptible rates，简称S）见表1-2。

2. 肠球菌属细菌

粪肠球菌和屎肠球菌分别占肠球菌属细菌的52.9%（9 228/17 452）和41.0%（7 163/17 452）。其中粪肠球菌对呋喃妥因、磷霉素和氨苄西林的耐药率较低，分别为1.8%、3.9%和3.6%，屎肠球菌对呋喃妥因和氨苄西林的耐药率均较高，分别为51.2%和91.2%。两者对高浓度庆大霉素的耐药率分别为38.5%和40.1%（表1-3）。粪肠球菌中未发现万古霉素耐药株，

表1-2　葡萄球菌属对各种抗菌药物的耐药率和敏感率（%）

抗菌药物	MRSA (n=6 453)		MSSA (n=7 495)		MRSE (n=1 702)		MSSE (n=456)		其他 MRCNS[a] (n=2 543)		其他 MSCNS[a] (n=830)	
	R	S	R	S	R	S	R	S	R	S	R	S
万古霉素	0.0	100.0	0.0	100.0	0.0	100.0	0.0	100.0	0.0	100.0	0.0	100.0
利奈唑胺	0.0	100.0	0.0	100.0	1.1	98.9	0.2	99.8	1.7	98.3	0.0	100.0
利福平	2.5	95.3	0.6	98.9	7.8	92.0	1.4	98.6	7.5	92.0	0.8	99.1
左氧氟沙星	53.1	46.0	11.4	88.2	56.5	41.9	16.9	82.4	72.0	27.3	8.6	91.3
庆大霉素	33.2	65.0	3.8	95.4	19.8	71.1	3.2	92.6	27.1	62.9	1.0	98.1
复方磺胺甲噁唑	4.6	95.4	6.3	93.6	46.5	53.4	23.5	76.5	29.4	70.5	7.4	92.5
克林霉素	51.5	47.4	10.4	87.9	25.5	73.2	8.0	90.8	30.3	68.3	8.4	90.2
红霉素	73.4	26.0	34.2	64.7	69.0	29.2	56.8	42.7	83.8	14.9	49.9	48.3
青霉素	100.0	0.0	82.4	17.6	100.0	0.0	68.0	32.0	100.0	0.0	64.9	35.1
苯唑西林	100.0	0.0	0.0	100.0	100.0	0.0	0.0	100.0	100.0	0.0	0.0	100.0

注：a 除外假中间葡萄球菌、表皮葡萄球菌、假中间葡萄球菌和施氏葡萄球菌。MRSA：甲氧西林耐药金黄色葡萄球菌；MSSA：甲氧西林敏感金黄色葡萄球菌；MRSE：甲氧西林耐药表皮葡萄球菌；MSSE：甲氧西林敏感表皮葡萄球菌；MRCNS：甲氧西林耐药凝固酶阴性葡萄球菌；MSCNS：甲氧西林敏感凝固酶阴性葡萄球菌

表 1-3　粪肠球菌和屎肠球菌对抗菌药物的耐药率和敏感率（%）

| 抗菌药物 | 粪肠球菌 | | | | 屎肠球菌 | | | |
| | 三级医院 (*n*=6 636) | | 二级医院 (*n*=2 592) | | 三级医院 (*n*=4 701) | | 二级医院 (*n*=2 462) | |
	R	S	R	S	R	S	R	S
万古霉素	0.0	99.9	0.0	100.0	0.2	99.8	0.4	99.6
替考拉宁	0.2	99.2	0.5	99.4	0.6	99.2	1.4	98.4
利奈唑胺	2.3	96.8	0.7	98.9	0.3	99.4	0.3	98.4
呋喃妥因	1.6	96.4	2.2	96.7	46.0	30.8	58.6	27.7
氨苄西林	2.9	97.1	5.2	94.8	91.0	9.0	91.7	8.3
庆大霉素（高浓度）	36.5	63.3	43.8	56.2	37.4	62.5	45.2	54.8
左氧氟沙星	37.7	61.0	49.3	49.5	87.2	8.2	94.2	4.5
磷霉素[a]	3.5	94.5	4.7	92.8	15.1	79.4	16.0	79.2

注：[a] 泌尿道标本分离株

但屎肠球菌中有少数该耐药株。粪肠球菌和屎肠球菌中均有少数利奈唑胺耐药株，粪肠球菌略多于屎肠球菌。万古霉素和利奈唑胺耐药菌株经 E-test 法复核确认，部分菌株用 PCR 方法检测基因型。

3. 肺炎链球菌

942 株肺炎链球菌中 939 株为非脑脊液分离株，3 株分离自儿童脑脊液的标本。3 株脑脊液分离肺炎链球菌对青霉素 MIC 分别为 0.25 mg/L、0.5 mg/L 和 2 mg/L，均为青霉素耐药菌株。非脑膜炎分离株中儿童患者 579 株，PSSP、PISP 和 PRSP 的检出率分别为 92.1%、5.7%、2.2%；成人患者 338 株，PSSP、PISP 和 PRSP 分别为 97.0%、2.1%、0.9%（表 1-4）。药敏试验结果显示儿童株和成人株对红霉素、克林霉素和甲氧苄啶-磺胺甲噁唑耐药率均较高。儿童患者分离的 PSSP 株中出现少数左氧氟沙星的耐药株，但明显低于成人株（1.3% *vs* 9.8%）。未发现万古霉素和利奈唑胺耐药株（表 1-5）。

表 1-4　院内患者非脑膜炎肺炎链球菌的分布

细　菌	儿童分离株						成人分离株					
	2018 年		2019 年		2020 年		2018 年		2019 年		2020 年	
	株数（株）	占比（%）	株数（株）	占比（%）	株数（株）	占比（%）	株数（株）	占比（%）	株数（株）	占比（%）	株数（株）	占比（%）
PSSP	1 013	84.1	1 074	96.8	533	92.1	341	94.5	246	96.8	328	97.0
PISP	126	10.5	28	2.5	33	5.7	11	3.0	3	1.2	7	2.1
PRSP	65	5.4	8	0.7	13	2.2	9	2.5	5	2.0	3	0.9
合计	1 204	100.0	1 110	100.0	579	100.0	361	100.0	254	100.0	338	100.0

注：PSSP：青霉素敏感肺炎链球菌；PISP：青霉素中介肺炎链球菌；PRSP：青霉素耐药肺炎链球菌

4. 溶血性链球菌

3 634 株 β-溶血性链球菌中 A、B、C 各组 β-溶血性链球菌分别为 713、2 798 和 293 株；以及血液或脑脊液等无菌体液标本中的草绿色溶血链球菌 813 株。未发现对青霉素耐药的 β-溶血性链球菌，但 5.7% 的草绿色溶血链球菌对青霉素耐药。各组链球菌属对红霉素和克林霉素的耐药率均超过 40%。除 B 组 β-溶血性链球菌对左氧氟沙星的耐药率为 38.1% 外，其他 β-溶血性链球菌对左氧氟沙星均高度敏感。未发现万古霉素和利奈唑胺耐药的链球菌属细菌（表 1-6）。

（四）革兰阴性杆菌对抗菌药物的敏感性

1. 肠杆菌目细菌

大肠埃希菌对头孢曲松、头孢呋辛、头孢唑林、哌拉西林和氨苄西林的耐药率均高于 50%，对哌拉西林/他唑巴坦、头孢哌酮/舒巴坦和碳青霉烯类药物的敏感率在 85.0% 以上。肠杆菌目细菌中克雷伯菌属细菌对亚胺培南和美罗培南的耐药率分别为 24.8% 和 25.0% 外，沙雷菌属对碳青霉

表1-5　肺炎链球菌的耐药率（%）

抗菌药物	脑脊液分离菌株 (n=3)		非脑膜炎成人分离株						非脑膜炎儿童分离株					
			PSSP (n=328)		PISP[a] (n=7)		PRSP[a] (n=3)		PSSP (n=533)		PISP (n=33)		PRSP (n=13)	
	R	S	R	S	R	S	R	S	R	S	R	S	R	S
青霉素	0.0	3.0	0.0	100.0	0.0	0.0	3.0	0.0	0.0	100.0	0.0	0.0	100.0	0.0
万古霉素	0.0	3.0	0.0	100.0	0.0	7.0	0.0	3.0	0.0	100.0	0.0	100.0	0.0	100.0
利奈唑胺	0.0	3.0	0.0	100.0	0.0	7.0	0.0	3.0	0.0	100.0	0.0	100.0	0.0	100.0
红霉素	3.0	0.0	83.6	14.5	6.0	0.0	3.0	0.0	97.6	1.3	100.0	0.0	100.0	0.0
克林霉素	2.0	0.0	78.2	21.1	6.0	1.0	3.0	0.0	96.3	3.5	97.0	3.0	100.0	0.0
复方磺胺甲噁唑	3.0	0.0	52.3	35.9	5.0	0.0	2.0	1.0	73.0	18.3	97.0	3.0	100.0	0.0
左氧氟沙星	0.0	2.0	9.8	89.6	2.0	5.0	0.0	3.0	1.3	98.7	0.0	97.0	7.7	92.3
莫西沙星	0.0	2.0	2.6	96.1	0.0	2.0	2.0	0.0	0.2	99.5	0.0	100.0	0.0	100.0

注：ᵃ总株数不满10株，仅列出菌株数，不计算耐药率；PSSP：青霉素敏感肺炎链球菌；PISP：青霉素中介肺炎链球菌；PRSP：青霉素耐药肺炎链球菌

表 1-6　链球菌属的耐药率（%）

抗菌药物	草绿色溶血链球菌		β-溶血性链球菌					
	合计（n=821）		A 组（n=713）		B 组（n=2 798）		C 组（n=293）	
	R	S	R	S	R	S	R	S
青霉素	5.7	70.9	0.0	100.0	0.0	100.0	0.0	100.0
头孢曲松	11.9	79.7	0.0	100.0	0.0	100.0	0.0	100.0
万古霉素	0.0	100.0	0.0	100.0	0.0	100.0	0.0	100.0
利奈唑胺	0.0	100.0	0.0	100.0	0.0	100.0	0.0	100.0
红霉素	50.4	39.5	91.3	7.6	61.4	29.5	69.9	24.2
克林霉素	45.3	52.8	90.7	8.2	43.8	52.4	60.6	35.6
左氧氟沙星	19.9	78.5	0.8	99.0	38.1	60.4	6.5	88.9

烯类药物耐药率为10%～20%，其他菌属对碳青霉烯类药物的耐药率均在10.0%以下（表1-7）。大肠埃希菌、克雷伯菌属、肠杆菌属、柠檬酸杆菌属对替加环素和多黏菌素B的耐药仍处于较低水平。变形杆菌和摩根菌属细菌对美罗培南、酶抑制剂合剂的敏感率均在90.0%以上。肠杆菌目细菌对喹诺酮类药物的耐药率普遍高于氨基糖苷类药物，氨基糖苷类药物中阿米卡星的敏感性高于庆大霉素。沙门菌对氨苄西林的耐药率均超过80.0%，对头孢曲松较为敏感，鼠伤寒沙门菌对环丙沙星、氯霉素以及复方磺胺甲噁唑的敏感性均低于肠炎沙门菌（表1-8）。79 829株肠杆菌目细菌对常用抗菌药物的耐药率和敏感率见表1-9。其中细菌对替加环素、多黏菌素B、阿米卡星的耐药率最低，为3.4%～7.3%，对美罗培南、亚胺培南、哌拉西林-他唑巴坦和头孢哌酮-舒巴坦的耐药率分别为11.5%、12.4%、14.4%和15.3%。

表 1-7　肠杆菌目细菌对抗菌药物的耐药率和敏感率（%）

抗菌药物	大肠埃希菌 (n=33 564)		克雷伯菌属 (n=29 602)		肠杆菌属 (n=5 359)		变形杆菌属 (n=4 930)		沙雷菌属 (n=2 159)		柠檬酸杆菌属 (n=1 689)		摩根菌属 (n=1 086)	
	R	S	R	S	R	S	R	S	R	S	R	S	R	S
亚胺培南	2.6	97.2	24.8	73.5	6.9	90.5	12.2	73.0	14.5	79.9	5.5	92.9	16.6	52.5
美罗培南	2.4	97.5	25.0	74.5	6.7	92.4	0.9	98.7	12.8	86.4	5.1	94.6	1.3	98.4
头孢吡肟	26.5	64.0	34.1	63.7	12.9	81.5	16.9	69.6	10.0	81.7	9.2	88.4	2.8	93.1
头孢他啶	27.0	66.8	38.5	59.6	31.8	66.5	19.6	79.2	11.6	84.9	27.8	70.5	15.3	81.3
头孢噻肟	55.5	43.6	49.4	49.4	38.5	57.5	46.8	52.2	29.5	64.9	35.3	62.0	22.1	75.3
头孢曲松	54.2	45.5	44.2	55.4	38.6	59.8	44.6	54.1	26.7	71.7	31.3	67.9	14.9	80.5
头孢哌酮/舒巴坦	6.7	85.2	29.0	66.3	12.6	79.2	1.2	96.3	12.0	82.2	9.3	83.9	2.2	92.9
头孢呋辛	56.0	41.7	47.8	50.0	49.5	41.5	57.4	42.1	90.4	5.1	39.8	55.7	82.4	9.8
头孢唑林	57.9	42.1	51.5	48.5	94.6	5.4	62.9	37.1	97.2	2.8	63.7	36.3	98.5	1.5
头孢西丁	11.9	82.8	35.9	61.5	92.9	5.6	4.7	91.9	38.3	30.4	58.0	39.9	16.9	43.5
氨曲南	37.8	59.8	42.9	56.2	31.8	66.8	19.9	79.3	24.2	74.7	25.6	73.4	9.4	88.9
哌拉西林	67.0	27.3	41.9	51.1	28.5	70.3	29.8	59.5	11.6	88.4	24.3	70.0	30.2	62.8

（续表）

抗菌药物	大肠埃希菌 (n=33 564)		克雷伯菌属 (n=29 602)		肠杆菌属 (n=5 359)		变形杆菌属 (n=4 930)		沙雷菌属 (n=2 159)		柠檬酸杆菌属 (n=1 689)		摩根菌属 (n=1 086)	
	R	S	R	S	R	S	R	S	R	S	R	S	R	S
哌拉西林/他唑巴坦	4.6	91.4	28.8	66.4	14.7	77.1	0.9	97.5	7.7	82.5	11.6	80.4	2.3	95.3
氨苄西林	81.4	16.6	94.5	1.7	90.7	3.5	70.3	29.3	92.8	2.2	89.2	5.3	97.8	1.6
氨苄西林/舒巴坦	38.6	53.7	47.6	49.6	61.9	30.2	33.2	60.9	78.8	17.4	43.1	52.3	56.7	32.8
阿米卡星	2.2	97.1	15.4	84.2	1.8	96.8	5.0	92.6	0.8	98.2	1.8	97.8	1.5	98.1
庆大霉素	31.7	66.8	29.4	69.3	10.5	86.9	27.1	59.0	11.3	87.2	11.5	87.2	19.3	76.9
环丙沙星	66.2	26.4	47.3	48.2	23.0	70.0	60.8	34.7	27.2	68.2	32.5	60.7	51.6	44.0
左氧氟沙星	59.0	17.1	37.8	50.5	16.5	68.8	49.6	39.7	19.4	71.6	21.8	60.7	27.8	50.7
复方磺胺甲噁唑	46.5	53.5	30.0	69.9	18.0	81.9	60.5	39.5	5.4	94.5	22.5	77.5	39.4	60.5
呋喃妥因	3.3	90.9	48.2	20.9	21.3	34.5	—	—	—	—	5.3	85.4	—	—
磷霉素 a	6.7	92.0	18.6	74.2	7.7	87.8	29.8	66.2	13.2	84.1	5.0	93.1	72.0	15.6
替加环素	0.2	98.8	5.1	86.1	2.9	91.7	—	—	1.6	92.8	1.6	94.5	—	—
多黏菌素 B	0.7	99.3	1.5	98.5	2.2	97.8	—	—	—	—	0.8	99.2	—	—

注：a 磷霉素参考大肠埃希尿道分离菌株判断标准；"—"表示数据缺失

表 1-8 沙门菌属对抗菌药物的耐药率和敏感率（%）

抗菌药物	鼠伤寒沙门菌 （n=266）		肠炎沙门菌 （n=206）		志贺菌属 （n=11）[a]	
	R	S	R	S	R	S
氨苄西林	83.5	15.4	85.8	13.6	9.0	0.0
氨苄西林/舒巴坦	21.6	46.2	29.0	25.8	5.0	4.0
头孢曲松	16.9	81.5	4.0	96.0	7.0	2.0
环丙沙星	11.4	25.0	2.3	41.9	5.0	0.0
氯霉素	56.2	40.0	4.2	95.8	2.0	4.0
复方磺胺甲噁唑	40.5	57.9	11.2	88.3	5.0	4.0

注：[a] 检测株数不满10株，仅列出菌株数，不计算耐药率和敏感率

表 1-9 肠杆菌目细菌的耐药率和敏感率（%）

抗菌药物	株数（株）	R	S
替加环素	59 396	3.4	90.7
多黏菌素B	33 602	6.2	93.8
阿米卡星	78 896	7.3	92.0
美罗培南	73 663	11.5	88.1
亚胺培南	77 528	12.4	85.3
哌拉西林/他唑巴坦	77 559	14.4	81.0
头孢哌酮/舒巴坦	74 997	15.3	78.3
头孢吡肟	78 554	26.6	66.9
庆大霉素	69 646	27.8	69.9
头孢他啶	78 817	30.6	65.7
环丙沙星	55 167	53.4	37.4

2. 不发酵糖革兰阴性杆菌

铜绿假单胞菌对亚胺培南和美罗培南的耐药率分别为24.5%和
20.9%；对多黏菌素B和阿米卡星的耐药率分别为0.4%和4.5%；对所
测试的两种酶抑制剂合剂、庆大霉素、环丙沙星、左氧氟沙星、头孢吡肟
的耐药率不超过30.0%。不动杆菌属中对亚胺培南和美罗培南的耐药
率分别为60.6%和60.2%；对头孢哌酮-舒巴坦和米诺环素的耐药率分
别为36.2%和24.2%，对多黏菌素B和替加环素的耐药率较低（0.3%和
6.3%），对其他受试药的耐药率多在50.0%以上。嗜麦芽窄食单胞菌对甲
氧苄啶-磺胺甲噁唑和米诺环素耐药率低于10.0%，对左氧氟沙星的耐药
率为12.4%。洋葱伯克霍尔德菌对头孢他啶、美罗培南、左氧氟沙星、甲
氧苄啶-磺胺甲噁唑和米诺环素耐药率均低于20.0%（表1-10）。

表 1-10 不发酵糖革兰阴性菌对抗菌药物的耐药率和敏感率（%）

抗菌药物	铜绿假单胞菌（n=15 372）		鲍曼不动杆菌（n=12 175）		嗜麦芽窄食单胞菌（n=5 339）		洋葱伯克霍尔德菌（n=392）	
	R	S	R	S	R	S	R	S
亚胺培南	24.5	72.0	60.6	39.2	—	—	—	—
美罗培南	20.9	75.1	60.2	39.2	—	—	14.6	80.4
头孢吡肟	10.0	81.3	57.1	36.4	—	—	—	—
头孢他啶	14.8	78.3	61.4	34.8	30.5	64.0	15.9	77.8
氨曲南	21.5	58.2	—	—	—	—	—	—
头孢哌酮	20.6	63.6	—	—	—	—	—	—
头孢哌酮/舒巴坦	14.0	73.7	36.2	47.1	19.9	57.3	15.4	68.2
哌拉西林	15.8	73.3	61.8	27.4	—	—	—	—
哌拉西林/他唑巴坦	10.9	75.6	61.1	34.4	—	—	18.6	72.2

（续表）

抗菌药物	铜绿假单胞菌（n=15 372）		鲍曼不动杆菌（n=12 175）		嗜麦芽窄食单胞菌（n=5 339）		洋葱伯克霍尔德菌（n=392）	
	R	S	R	S	R	S	R	S
氨苄西林/舒巴坦	—	—	50.9	40.8				
庆大霉素	11.7	82.8	54.3	43.3	—	—		
阿米卡星	4.5	93.5	46.1	51.0				
环丙沙星	25.1	68.1	64.5	34.9				
左氧氟沙星	28.4	64.9	51.9	37.9	12.4	84.7	15.8	62.1
复方磺胺甲噁唑	—		45.5	54.3	8.3	90.7	16.4	82.1
米诺环素	—		24.2	56.2				
替加环素	—		6.3	67.0				
多黏菌素B	0.4	99.6	0.3	99.7	—	—		

注："—"表示数据缺失

3. 其他革兰阴性杆菌

1 214株流感嗜血杆菌和844株卡他莫拉菌中，β-内酰胺酶阳性的检出率分别为47.6%和92.8%。流感嗜血杆菌成人株产酶率39.2%，低于儿童株的62.7%。β-内酰胺酶阳性的流感嗜血杆菌对氨苄西林的耐药率高达95.3%，对头孢呋辛、阿奇霉素和甲氧苄啶-磺胺甲噁唑耐药率均达40.0%以上，对左氧氟沙星、氯霉素和美罗培南高度敏感，耐药率分别为1.5%和3.3%；β-内酰胺酶阴性的流感嗜血杆菌除对甲氧苄啶-磺胺甲噁唑的耐药率较高为36.0%外，对氨苄西林、头孢呋辛等抗生素的耐药率均在15.0%以下（表1-11）。

卡他莫拉菌中不足300株有药敏试验结果，其对阿莫西林-克拉维酸、头孢呋辛、头孢曲松、左氧氟沙星、氯霉素和甲氧苄啶-磺胺甲噁唑均高度敏感；对阿奇霉素的耐药率达34.7%。

表 1-11　流感嗜血杆菌和副流感嗜血杆菌对抗菌药物的耐药率和敏感率（%）

抗菌药	流感嗜血杆菌								卡他莫拉菌（844 株）	
	儿童株（n=421）		成人株（n=793）		产酶株（n=556）		非产酶株（n=613）			
	R	S	R	S	R	S	R	S	R	S
氨苄西林	63.4	31.3	43.5	49.4	95.3	3.0	11.6	78.1	—	—
氨苄西林/舒巴坦	29.2	70.8	24.2	75.8	41.7	58.3	10.0	90.0	—	—
阿莫西林/克拉维酸	17.4	82.6	11.2	88.8	21.1	78.9	5.6	94.4	0.9	99.1
头孢呋辛	37.5	54.7	25.9	69.3	48.1	43.9	13.7	83.4	2.4	95.1
头孢曲松	4.6[a]	95.4	11.8[a]	88.2	4.9[a]	95.1	5.9[a]	94.1	0.8[a]	99.2
美罗培南	7.7[a]	92.3	7.9[a]	92.1	7.6[a]	92.4	3.5[a]	96.5	—	—
阿奇霉素	26.3[a]	73.7	17.4[a]	82.6	40.4[a]	59.5	4.1[a]	95.9	34.7[a]	65.3
左氧氟沙星	1.4[a]	98.6	10.7[a]	89.3	3.8[a]	96.2	5.3[a]	94.7	0.9[a]	99.1
氯霉素	5.6	91.4	9.2	84.1	6.3	90.8	6.4	86.7	0.7	98.6
复方磺胺甲噁唑	54.8	41.2	46.5	50.8	64.2	32.2	36.0	61.3	3.3	89.7

注：[a] 表示非敏感率（nonsusceptible）；"—" 表示数据缺失

三、讨 论

（一）2020年细菌耐药监测资料特点

2020年较2019年度增加了6家新入网医院，但受新冠肺炎疫情影响，全年分离菌株数降低了3%。自2020年初新冠肺炎疫情被报道以来，一方有难八方支援，上海市率先派出医疗队驰援湖北。但此次疫情给医疗机构及全社会带来了深远的影响，全民抗疫成为共识，居家隔离一段时间成为必要措施。综合以上因素，2020年上海市第一季度医疗机构门急诊及出入院患者均显著减少，全年门急诊分离菌株数占11.2%，较之前明显降低。本次纳入数据分析的38家三级甲等医院和24家二级甲等或三级乙等医院，其中包含3家儿童专科医院，1家妇产科专科医院，5家中西医结合医院，覆盖了上海各区域。2020年三级医院共监测细菌163 129株，菌群分布特点与2019年大致相仿，革兰阴性菌占比有所提升，检出率排名前6的细菌分布是大肠埃希菌（20.6%）、克雷伯菌属（18.1%）、肠球菌属（10.7%）、铜绿假单胞菌（9.4%）、不动杆菌属（8.8%）和金黄色葡萄球菌（8.6%）。2020年度呼吸道分离菌株占比下降到40.0%以下，尿道分离株占比相对提升至接近30.0%，血培养阳性菌株占比维持在9.0%，胸腹水等无菌体液占比在5.0%左右，临床仍需注意标本送检的规范开展，及时足量地送检微生物学标本有助于提升有临床价值的菌株的检出率。

MRSA、MRSE和其他MRCNS的检出率分别占46.3%、78.9%和75.4%，MRSA较2019年略有增加，MRCNS与2019年三级医院基本相仿。万古霉素耐药屎肠球菌仍较为罕见，利奈唑胺耐药粪肠球菌检出率在2.0%以下。成人PRSP较2019年降低（0.9% *vs.* 2.0%），儿童PRSP较2019年略有增加（2.2% *vs.* 0.7%）。ESBL阳性大肠埃希菌和肺炎克雷伯菌相较2019年相仿，ESBL阳性奇异变形杆菌有所提升。CRE、CRAB和CRPA检出率较 2019 年三级医院有所下降（12.1% *vs.* 13.5%，60.7% *vs.* 62.5%，25.6% *vs.* 31.8%）[4]。根据全国细菌耐药监测网（CARSS）2019 年度监测报告，上海市的 MRSA、第三代头孢菌素和碳青霉烯类耐药肺炎克雷伯菌以及碳青霉烯类耐药铜绿假单胞菌的菌株检出率在全国各省份中列在前 3。

近年来，根据中国细菌耐药监测网（China Antimicrobial Surveillance Network, CHINET）细菌耐药监测结果显示，革兰阳性菌中 MRSA 检出率呈现下降趋势[5]，但本组资料显示 2020 年上海市 MRSA 的检出率仍为 46.3%，文献报道 MRSA 菌血症病死率较 MSSA 明显提升[6]，所幸的是本组资料显示上海地区仍未检出万古霉素和利奈唑胺耐药的金黄色葡萄球菌。针对 MRSA 国际上已有头孢罗膦、特地唑胺等新型抗菌药物[7]，国内亦有康替唑胺[8]等原研药物使得抗革兰阳性菌药物仍有较多选择。

碳青霉烯类耐药革兰阴性杆菌在全球的流行播散，全球各界关注的重要问题。由于碳青霉烯类耐药菌株往往表现出广泛耐药甚至全耐药，使临床上抗感染治疗面临几乎无药可用的困境，其所致感染的病死率居高不下。耐碳青霉烯类肺炎克雷伯菌（Carbapenem-resistant *Klebsiella pneumoniae*, CRKP）和耐碳青霉烯类大肠埃希菌（Carbapenem-resistant *Escherichia coli*, CREC）感染均是导致死亡率上升速度最快的病原菌[9]。对 2005—2020 年分离的肺炎克雷伯菌对碳青霉烯类的耐药变迁结果发现，2005—2018 年，肺炎克雷伯菌对碳青霉烯类的耐药率呈持续上升趋势，其对亚胺培南和美罗培南的耐药率分别从 2005 年的 3.0% 和 2.9% 快速上升至 2018—2020 年的 25.0% 左右[10]。虽然 2020 年肺炎克雷伯菌对碳青霉烯类的耐药率较 2019 年略有下降，但其耐药率仍居高位。本次监测结果显示，9 668 株碳青霉烯类耐药肠杆菌目细菌中，占比高的前两位 CRE 菌种是肺炎克雷伯菌（75.2%，7 267/9 668）、大肠埃希菌（10.3%，997/9 668）。基于碳青霉烯类耐药菌株的广泛耐药特征，常规药敏试验结果往往仅显示对替加环素（铜绿假单胞菌天然耐药）、多黏菌素和头孢他啶-阿维巴坦敏感，为应对此类广泛耐药细菌所致感染，实验室需要积极与临床沟通,积极开展多黏菌素、替加环素和头孢他啶/阿维巴坦的药敏试验[11]。在肠杆菌目细菌碳青霉烯酶的实验室检测和报告专家规范共识中,高度推荐采用mCIM和eCIM试验以及酶抑制剂增强试验对临床菌株进行常规检测,如需快速检测时可采用酶免疫层析技术或荧光定量PCR方法进行检测,不同方法在区分A类丝氨酸碳青霉烯酶、B类金属碳青霉烯酶及D类OXA-48型碳青霉烯酶时各有优劣[12]。随着头孢他啶/阿维巴坦等新型酶抑制剂合剂在临床的应用,在国内已有KPC新亚型的菌株对头孢他啶-阿维巴坦耐药的病例报道[13],给微生物实验室带来了挑战。临床微生物室需结合当地流行病学情况选取合适的方法对肠杆菌目细菌中的碳青霉烯酶进行区分,为临床抗感染治疗提供更多有价值的微生物学信息[14]。

(二)二级医院和三级医院监测结果的差异

2020年二级医院共监测细菌49 800株,菌群分布特点与2019年上海市二级医院相仿[15],以革兰阴性菌为主,革兰阳性菌比革兰阴性菌接近1:3,检出率排名前6的细菌分布是大肠埃希菌、克雷伯菌属、肠球菌属、铜绿假单胞菌、不动杆菌属和金黄色葡萄球菌。分离自门急诊的菌株占比低于上海市三级医院(8.7% *vs.* 12.3%)。尿道分离株占比高于三级医院,分离自呼吸道、尿液、血液等菌株的构成比与上海市三级医院基本相仿,血液无菌体液等标本占比略高于CHINET二级医院,提示上海市二级医院门急诊标本送检及血液标本送检的意识较高。但上海市二级医院肺炎链球菌、流感嗜血杆菌和卡他莫拉菌检出率较低,且儿童分离株比例不多,这点与一般的二级医院明显不同,可能与患者就诊习惯和门急诊经验治疗模式相关。二级医院MRSA和碳青霉烯类耐药黏质沙雷菌较三级医院略高,而ESBL阳性大肠埃希菌和肺炎克雷伯菌则低于三级医院,其他碳青霉烯类耐药革兰阴性菌与三级医院相仿。

微生物耐药是当今全社会广泛关注的重要问题,近年来国家不断加强管控工作以积极应对,持续提升临床合理用药水平。2021年4月国家卫生健康委医政医管局发布《国家卫生健康委关于进一步加强抗微生物药物管理遏制耐药工作的通知》[16]，指出要进一步增加细菌耐药监测网入网医疗机构数量，二级以上综合医院应当全部加入，同时鼓励其他二级以上医疗机构入网。根据上海市专家组历年督导检查的经验，做好监测工作离不开本单位领导的支持。微生物专业等相关工作人员应当利用信息化手段加强数据收集、统计和分析，加强监测并进行持续评估，以期未来能采取更有针对性的干预措施提高用药水平，遏制细菌耐药。通知同时提出要试点开展抗微生物药物体外敏感性试验研究，逐步建立我国抗微生物药物敏感性试验标准体系，提高临床科学精准用药。

四、资讯分享：耐药监测数据在线平台 "CHINET" 数据云

我国第一个细菌真菌细菌耐药监测数据在线共享平台 "CHINET 数据云" 由复旦大学附属华山医院抗生素研究所负责开发，其目的在于分享动态的细菌真菌耐药监测数据，提升耐药监测数据的使用效率，为临床抗菌药物的合理使用提供及时的参考依据。目前 "CHINET 数据云" 有电脑端和移动端，访问方式如下：

1. 电脑端：www.chinets.com

电脑端（图 1-1）内容包含 2005—2020 年 CHINET 中国细菌耐药监测网数据，以及 2020 年上海市细菌真菌耐药监测网数据。进入系统后，点击页面中的抗菌药物或细菌名称或菌属名称，即可自动生成相应的细菌真菌耐药监测数据图（图 1-2）。

2. 移动端

扫描图 1-3 的二维码，即可通过公众号发送的说明信息点击链接进入移动端网站（m.chinets.com）。目前移动端只包括 2005—2020 年 CHINET

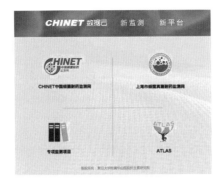

图1-1　CHINET数据云平台首页

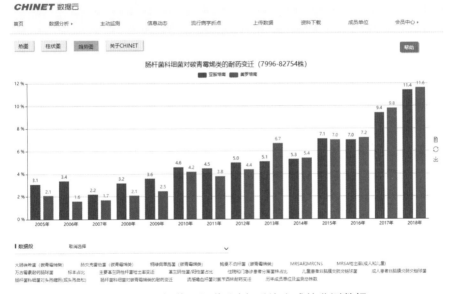

图1-2　以肠杆菌目细菌为例,系统生成的监测数据

图1-3　CHINET 中国细菌耐药监测网
公众微信号二维码

中国细菌耐药监测网数据。点击页面中的抗菌药物或细菌名称或菌属名称，系统即可自动生成相应的细菌真菌耐药监测数据图。

执笔人：杨洋，郭燕，吴湜，尹丹丹，韩仁如，

丁丽，蒋晓飞，朱德妹，胡付品

上海市细菌真菌耐药监测网

参考文献

1. CLSI. Performance standards for antimicrobial susceptibility testing[S]. 30th ed, CLSI supplement M100. Wayne, PA: Clinical and Laboratory Standards Institute; 2020.

2. U.S. Food and Drug Administration. FDA-Identified Interpretive Criteria. https://www.fda.gov/drugs/development-resources/tigecycline-injection-products.

3. Centers for Disease Control and Prevention. Healthcare-associated Infections(HAI); Disease and Organisms; Carbapenem-resistant Enterobacterales (CRE). https://www.cdc.gov/hai/organisms/cre/cre-clinicians.html#WhatAreCRE.

4. 吴湜，胡付品，蒋晓飞，等.2019年上海市三级医院细菌耐药监测[J].中国感染与化疗杂志，2021，21（1）：1-10.

5. Hu F P, Guo Y, Yang Y, et al. Resistance reported from China antimicrobial surveillance network (CHINET) in 2018[J]. European Journal of Clinical Microbiology & Infectious Diseases, 2019, 38(12).

6. Cosgrove S E, Sakoulas G, Perencevich E N, et al. Comparison of mortality associated with methicillin-resistant and methicillin-susceptible *Staphylococcus aureus* bacteremia: a meta-analysis[J]. Clin Infect Dis, 2003, 36(1): 53-59.

7. Guo Y, Yang Y, Zheng Y G, et al. Comparative *in vitro* activities of ceftaroline and tedizolid against clinical strains of *Staphylococcus aureus* and *Enterococcus*: results from the China Antimicrobial Surveillance Network (CHINET) in 2018.[J]. Antimicrobial Agents and Chemotherapy, 2020.

8. 朱德妹，叶信予，胡付品，等.康替唑胺体外抗菌作用研究[J].中国感染与化疗杂志，2021，21（02）：121-135.

9. Nordmann P, Naas T, Poirel L. Global spread of carbapenemase-producing *Enterobacteriaceae*. Emerg Infect Dis, 2011,17(10): 1791−1798.

10. CHINET数据云.肺炎克雷伯菌对亚胺培南和美罗培南的耐药变迁.［EB/OL］.2021−05−04.http://chinets.com/Data/GermYear.

11. 杨启文,马筱玲,胡付品,等.多黏菌素药物敏感性检测及临床解读专家共识［J］.协和医学杂志,2020,11（05）: 559−570.

12. 喻华,徐雪松,李敏,等.肠杆菌目细菌碳青霉烯酶的实验室检测和临床报告规范专家共识［J］.中国感染与化疗杂志,2020,20（06）: 671−680.

13. Shi Q Y, Yin D D, Han R R, et al. Emergence and recovery of ceftazidime-avibactam resistance in blaKPC-33-Harboring Klebsiella pneumoniae sequence type 11 isolates in China［J］. Clin Infect Dis, 2020, 71(Suppl 4): S436−S439. DOI: 10.1093/cid/ciaa1521.

14. Han R R, Shi Q Y, Wu S, et al. Dissemination of Carbapenemases (KPC, NDM, OXA−48, IMP, and VIM) Among carbapenem-resistant *Enterobacteriaceae* isolated from adult and children patients in China［J］. Front Cell Infect Microbiol, 2020,10: 314. DOI: 10.3389/fcimb.2020.00314.

15. 郑永贵,胡付品,朱德妹,等.2019年上海市二级医院细菌耐药监测［J］.中国感染与化疗杂志,2021,21（01）: 11−20.

16. 国家医政医管局.国家卫生健康委关于进一步加强抗微生物药物管理遏制耐药工作的通知［2021−04−07］.http://www.nhc.gov.cn/yzygj/s7659/202104/7c59c2c5a80f4b468e646c003e14a150.shtml.

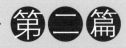

第二篇
抗菌药物临床应用监测报告

三 网 年 鉴

上海市细菌真菌耐药监测网
上海市抗菌药物临床应用监测网
上海市医院感染防控与监测网

截至2020年年底，向上海市抗菌药物临床应用监测网上报数据的三级医院有53家，二级医疗机构有59家，社区医院有247家，总计359家。

从各家医院上报数据的完整性与及时性来看，多数医院存在不同程度的缺报、漏报、上报时间延迟等现象。以上现象主要与以下因素有关：监测网内各家单位的信息员流失率较高；2020年是新冠肺炎疫情起始之年，医疗机构的运营受疫情影响较大；国家数据上报系统更新后，信息员们无法聚拢培训，因而无法掌握正确的上报流程。

2020年，根据上海市卫生健康委要求，上海市抗菌药物临床应用监测网对本市三级医院、二级医疗机构和社区医疗机构上报的抗菌药物使用信息进行汇总与分析。

2020年4月17日，上海市卫生健康委公告的《关于上海市第六人民医院等17家医院医院等级评审结果的公示》中，上海市静安区中心医院、上海市闵行区中心医院、上海市浦东医院、上海市浦东新区公利医院、上海市浦东新区人民医院、上海市浦东新区周浦医院、上海市松江区中心医院、上海市同仁医院、上海市徐汇区中心医院，这9家已列入三级乙等综合性医院。

经综合考虑，在2020年的监测报告中，以上9家医院的统计数据被纳入二级医疗机构统计口径，从2021年开始，以上9家医院的统计数据将按被纳入三级医院的统计口径。

一、2020年上海市三级医院抗菌药物临床使用数据

（一）资料与方法

1. 数据来源与样本抽样方法

数据来源：上海市抗菌药物临床应用监测网（以下简称"本网"）2020年全年上海市三级医院上报数据。

样本抽样方法：处方，每家医院随机抽取每月16日的成人普通门诊处方和急诊处方各100张，共计12个月；住院病历，每月11—20日出院的病例，按手术与非手术分为两组，每组由系统随机抽取15例。

2. 数据分类

为了进行系统比较，数据统计时，三级综合性医院以及儿科、妇科和妇幼保健院等三级专科医院分类进行了统计，并与全国抗菌药物临床应用监测网（以下简称"全国监测网"）中的全国范围监测数据以及全国监测网351家中心成员单位医院的数据进行比较。

以下的表格中，"全国"代表全国监测网监测的全国范围内的数据，"中心"代表全国监测网351家中心成员单位医院，"三级"代表上海市所有三级医院的平均值，"综合"是指上海市三级综合性医院，"儿科"是指复旦大学附属儿科医院、上海交通大学医学院附属上海儿童医学中心（上海儿童医学中心）与上海交通大学附属儿童医院（上海市儿童医院），"妇科"是指复旦大学附属妇产科医院，"妇幼"是上海交通大学医学院附属国际和平妇幼保健院（国际和平妇幼保健院）和同济大学附属第一妇婴保健院（上海市第一妇婴保健院）。

（二）结果

1. 门诊处方用药统计

2020年上海市门诊抗菌药物使用率最低的医院类型是妇幼保健医院，为5.58%；最高的是儿科医院，为17.22%；三级医院平均使用率为7.93%（表2-1）。

表 2-1 门诊处方用药统计

项目	全国	中心	三级	综合	儿科	妇科	妇幼
门诊处方用药品种数（种）	2.09	2.10	1.97	2.00	2.10	1.53	1.39
处方用药费（元）	187.38	302.63	306.3	246.18	235.11	190.05	169.14
门诊处方抗菌药物使用率（%）	7.38	6.00	7.93	7.69	17.22	12.06	5.58
门诊使用注射药物百分率（%）	3.25	2.10	2.30	1.42	6.14	0.00	0.83

从门诊抗菌药物使用率统计数据来看，大多数医院能达到国家卫生健康委"全国抗菌药物临床应用专项整治活动"的目标：门诊处方抗菌药物使用率低于20.00%。其中，妇幼保健院明显低于平均水平，而儿科医院远高于平均水平。

2. 急诊处方用药统计

2020年上海市三级医院急诊抗菌药物使用率最低的医院类型是妇幼保健医院，为15.83%；最高的是儿科医院，为34.53%；三级医院平均为32.78%（表2-2）。

根据国家卫生健康委的要求，三级综合性医院急诊患者的抗菌药物使用率低于40.00%，儿科医院低于50.00%，妇产科医院以及妇幼保健医院低于20.00%。表2-2中，本网监测到上海市的三级妇科医院的抗菌药物使用率高于国家卫生健康委的标准。

3. 住院患者抗菌药物使用率

2020年上海市住院患者抗菌药使用率最低的医院类型是妇科医院，

表 2-2　急诊处方用药统计

项目	全国	中心	三级	综合	儿科	妇科	妇幼
急诊处方用药品种数（种）	2.27	2.22	2.63	2.61	2.71	1.17	1.35
处方用药费（元）	102.73	143.83	169.95	171.36	132.13	87.41	103.59
急诊处方抗菌药物使用率（%）	19.01	19.91	32.78	33.54	34.53	29.17	15.83
急诊使用注射药物百分率（%）	29.04	37.25	38.26	39.58	16.49	1.04	10.82

为21.00%；最高的是儿科医院，为39.80%；平均为31.90%。手术组抗菌药物使用率平均为49.30%；非手术组抗菌药物使用率平均为16.90%，手术组抗菌药物使用率明显高于非手术组（表2-3）。

表 2-3　住院患者抗菌药物使用率（%）

项目	全国	中心	三级	综合	儿科	妇科	妇幼
抗菌药物使用率	38.00	34.10	31.90	31.50	39.80	21.00	37.80
手术组抗菌药物使用率	—	—	49.30	48.90	51.20	32.80	58.60
非手术组抗菌药物使用率	—	—	16.90	17.80	30.90	3.90	2.20

注："—"表示数据缺失

根据表2-3可见，上海市大多数三级医院达到了国家卫生健康委要求的三级医院住院患者抗菌药物使用率应低于60.00%的目标。

4. 住院病例抗菌药物用药疗程和使用品种数

2020年上海市三级医院住院患者抗菌药物平均使用天数最短的医院类型是妇科医院，为1.0 d，三级医院平均为3.9 d；手术组的平均用药时间比非手术组短。住院患者抗菌药物使用品种数最多的医院类型是儿科医院，为1.50种，三级医院平均为1.40种（表2-4）。

5. 抗菌药物联合用药情况

2020年上海市三级医院住院患者抗菌药物联合用药率最低的是妇幼保健医院，为13.30%；最高的是儿科医院，为32.50%；平均为21.00%，手

表 2-4　住院患者用药疗程和用药品种数

项目	全国	中心	三级	综合	儿科	妇科	妇幼
抗菌药物平均使用天数（d）	4.6	4.5	3.9	4.0	4.8	1.0	1.5
手术组抗菌药物平均使用天数（d）	—	—	3.0	3.2	3.6	0.8	1.4
非手术组抗菌药物平均使用天数（d）	—	—	6.4	6.3	6.9	2.4	2.8
抗菌药物平均使用品种数（种）	1.20	1.30	1.40	1.30	1.50	1.40	1.40
手术组抗菌药物平均使用品种数（种）	—	—	1.30	1.30	1.40	1.40	1.40
非手术组抗菌药物平均使用品种数（种）	—	—	1.50	1.50	1.70	1.60	1.20

注："—"表示数据缺失

术组为16.70%，非手术组为24.70%（表2-5）。

表 2-5　住院患者抗菌药物联合用药率（%）

项目	全国	中心	三级	综合	儿科	妇科	妇幼
抗菌药物联合用药率	15.20	17.90	21.00	21.40	32.50	31.70	13.30
手术组联合用药率	—	—	16.70	15.60	33.10	33.90	13.70
非手术组联合用药率	—	—	24.70	26.00	32.10	28.60	12.50

注："—"表示数据缺失

6. 围术期抗菌药物使用情况

手术预防用药只统计Ⅰ类切口手术，手术预防使用抗菌用药使用率：Ⅰ类切口手术为30.90%。Ⅰ类切口手术平均预防用药时间为21.6 h。手术预防用药时机方面，Ⅰ类切口手术术前0.5 ～ 2.0 h给药百分比为65.40%。Ⅰ类切口手术预防用药联合使用率为18.10%（表2-6）。

7. 抗菌药物累计DDD数（DDDs）

DDDs，即累计DDD数，是一种药物的年消耗量除以该药的DDD值。各类抗菌药物DDDs见表2-7，各种抗菌药物DDDs见表2-8。

根据表2-7可见在各种抗菌药物DDDs排行中，前5位分别为喹诺酮类、二代头孢菌素、三代头孢菌素、一代头孢菌素和硝基咪唑类。从表2-8

表 2-6　围术期 I 类切口手术抗菌药物用药情况

项目	全国	中心	三级	综合	儿科	妇科	妇幼
预防使用抗菌用药使用率（%）	34.40	38.00	30.90	34.50	29.10	15.10	10.70
手术抗菌药物平均天数（d）	1.1	1.3	0.9	0.9	2.1	0.1	0.2
术前 0.5～2.0 h 给药百分比（%）	64.50	67.60	65.40	60.30	87.40	63.60	81.80
预防使用抗菌用药联合使用率（%）	19.70	22.30	18.10	20.50	20.20	2.70	9.70

表 2-7　各类抗菌药物 DDDs

抗菌药物类别	DDDs	占比（%）
喹诺酮类	1 581 113.18	17.61
二代头孢菌素	1 411 611.52	15.72
三代头孢菌素	1 411 570.43	15.72
一代头孢菌素	585 243.06	6.52
硝基咪唑类	516 008.79	5.75
碳青霉烯类	435 640.47	4.85
抗真菌药	399 633.07	4.45
头孢菌素类 + 酶抑制剂	377 532.72	4.21
青霉素类 + 酶抑制剂	342 363.06	3.81
大环内酯类	290 272.29	3.23
其他类	257 562.55	2.87
青霉素类	252 289.46	2.81
磺胺类药及增效剂	217 933.34	2.43
糖肽类	166 432.10	1.85
四环素类	163 121.85	1.82
四代头孢菌素	155 225.20	1.73
其他 β-内酰胺类	125 041.33	1.39
氨基糖苷类	110 378.00	1.23
磷霉素类	95 652.23	1.07
林可酰胺类	73 785.21	0.82

（续表）

抗菌药物类别	DDDs	占比（%）
β-内酰胺酶抑制剂	8 147.25	0.09
青霉素类复方制剂	440.18	0.00

表 2-8　各种抗菌药物 DDDs

药品名称	DDDs
左氧氟沙星	1 070 192.44
头孢呋辛	671 755.45
莫西沙星	488 126.40
头孢唑林	389 325.32
头孢哌酮/舒巴坦	373 306.74
头孢曲松	308 638.33
头孢他啶	306 504.16
甲硝唑	271 371.18
美罗培南	259 960.36
头孢克洛	208 886.43
头孢丙烯	187 907.53
哌拉西林/他唑巴坦	187 255.36
头孢西丁	178 684.25
奥硝唑	175 015.61
氟康唑	171 099.70
头孢唑肟	168 147.54
头孢拉定	160 830.49
呋喃妥因	159 079.93
头孢美唑	155 775.66
头孢吡肟	151 231.20

（续表）

药品名称	DDDs
头孢替安	149 232.99
阿奇霉素	146 280.31
头孢米诺	142 207.14
头孢地尼	140 623.38
磺胺甲噁唑	121 328.33
克拉霉素	112 560.30
亚胺培南/西司他丁	110 619.68
万古霉素	106 310.08
伏立康唑	104 926.81
头孢克肟	98 459.88
复方磺胺甲噁唑	96 605.01
阿莫西林	92 600.99
利奈唑胺	91 786.72
拉氧头孢	85 219.13
美洛西林/舒巴坦	81 106.29
替加环素	80 569.30
克林霉素	73 785.21
比阿培南	62 326.58
卡泊芬净	56 012.22
头孢噻肟	54 812.89
青霉素	54 687.63
磷霉素	53 735.23
氟氯西林	51 593.50
替考拉宁	46 116.25
庆大霉素	45 708.44

（续表）

药品名称	DDDs
磷霉素氨丁三淳散	41 917.00
氨曲南	39 822.20
左旋奥硝唑	35 957.50
吗啉硝唑	33 664.50
四环素	30 778.00
米诺环素	30 586.45
阿莫西林/克拉维酸	26 632.47
头孢硫脒	25 854.33
依替米星	23 883.88
阿米卡星	23 491.38
氟胞嘧啶	22 245.19
哌拉西林/舒巴坦	22 016.21
多西环素	21 188.10
红霉素	20 713.83
头孢孟多	19 760.97
美洛西林	18 317.67
头孢尼西	18 292.50
异帕米星	17 285.30
氨苄西林/舒巴坦	16 883.65
伊曲康唑	15 879.50
帕珠沙星	15 708.38
磺苄西林	15 538.40
泊沙康唑	15 197.00
氨苄西林	13 752.83
头孢哌酮	13 492.88

（续表）

药品名称	DDDs
去甲万古霉素	8 773.18
阿莫西林/舒巴坦	8 388.50
舒巴坦	8 147.25
头孢西酮	6 535.55
米卡芬净	5 445.80
多粘菌素 B	5 200.50
达托霉素	5 108.57
两性霉素 B 脂质体	5 054.86
罗红霉素	4 380.85
头孢匹罗	3 994.00
乙酰麦迪霉素	3 648.59
环丙沙星	3 458.63
两性霉素 B	3 398.66
苯唑西林	3 165.50
头孢他啶/阿维巴坦	2 822.21
地红霉素	2 499.00
头孢羟氨苄	2 385.00
诺氟沙星	2 117.34
厄他培南	1 990.00
阿洛西林	1 630.75
夫西地酸	1 587.33
奈诺沙星	1 492.00
头孢曲松/他唑巴坦	1 301.00
法罗培南	743.86

（续表）

药品名称	DDDs
苄星青霉素	559.18
氨苄西林/氯唑西林	440.18
特比奈芬	373.00
氯唑西林	242.00
阿莫西林	201.02
环酯红霉素	184.07
头孢噻吩	178.50
头孢氨苄	133.88
头孢哌酮/他唑巴坦	95.13
替卡西林/克拉维酸	80.58
多粘菌素E	32.10
加替沙星	18.00
链霉素	9.00
头孢他啶/舒巴坦	5.63
琥乙红霉素	5.35
头孢曲松/舒巴坦	2.03
制霉菌素	0.33

数据可见，用量较大的抗菌药物依次为左氧氟沙星、头孢呋辛酯、莫西沙星、头孢唑林、头孢曲松等。

8. 抗菌药物使用强度

由表2-9可见，上海市三级医院的抗菌药物使用强度明显高于全国平均水平；上海市三级医院大部分收治全国各地患者，尤其危重患者为多，应该是其抗菌药物使用强度高的主要原因。

表 2-9　2019 年抗菌药物使用强度

项目	全国	中心	三级
抗菌药物使用强度	41.48	46.17	51.62

二、2020年上海市二级医疗机构抗菌药物临床使用数据

（一）资料与方法

1. 数据来源与样本抽样方法

数据来源：本网2020年全年上海市二级医疗机构上报数据。

样本抽样方法：处方：每家医院随机抽取每月16日的成人普通门诊处方100张，共计12个月；住院病历：每月11—20日出院的病例，按手术与非手术分为两组，每组由系统随机抽取15例。

2. 数据剔除方法

按本网的统计指标，未能按要求完整填报的个别单位，剔除。

3. 数据分类

上海市二级医疗机构参与本网数据上报的共有59家，其中综合性医院有45家，妇幼保健院或妇幼保健中心有4家，中医医院有10家。

为了进行系统比较，数据统计时，将上海市所有二级医疗机构（二级综合性医院、妇幼保健院或妇幼保健中心及中医专科医院等二级专科医院）进行了分别统计，同时与全国监测网的全国数据以及中心成员单位192家医院的数据进行了对照。

以下表格中，"全国"代表全国监测网所监测的全国数据，"中心"代表中心成员单位192家医院，"二级"代表上海市二级所有医院，"综合"是上海市二级综合性医院；"妇幼"指上海衡山虹妇幼医院、上海市长宁区妇

幼保健院、上海市普陀区妇幼保健院、上海市嘉定区妇幼保健院;"中医"指下列医院:上海市黄浦区中西医结合医院、上海市普陀区中医医院、上海市嘉定区中医医院、上海市浦东新区光明中医医院、上海市浦东新区中医医院、上海市金山区中西医结合医院、上海市松江区方塔中医医院、上海市奉贤区中医医院、上海市天山中医医院、上海市青浦区中医医院。

(二) 结果

1. 门诊处方用药统计

2020年上海市各个二级医疗机构的门诊抗菌药物使用率均超过全国平均水平的7.38%,上海市二级医疗机构平均为8.71%。从门诊抗菌药物使用率来看,大多数医院能达到国家卫生健康委要求的目标:门诊处方抗菌药物使用率低于20.00%(表2-10)。

表 2-10　门诊处方用药统计

项目	全国	中心	二级	综合	妇幼	中医
门诊处方用药品种数(种)	2.09	2.10	2.03	2.05	1.74	2.04
处方用药费(元)	187.38	302.63	200.57	212.17	164.35	163.09
门诊处方抗菌药物使用率(%)	7.38	6.00	8.71	8.86	10.08	7.62
就诊使用注射药物百分率(%)	3.25	2.10	2.28	2.53	0.28	1.91

2. 急诊处方用药统计

2020年上海市二级医疗机构急诊抗菌药使用率平均为29.42%,其中,急诊处方抗菌药物使用率最低的医院类型是妇幼保健医院,为10.14%,最高的是中医医院,为30.34%。上海市大多数医院能达到国家卫生健康委的要求(表2-11)。

3. 住院病例抗菌药物使用率

2020年上海市二级医疗机构住院患者抗菌药物使用率最低的医院类

表 2-11　急诊处方用药统计

项目	全国	中心	二级	综合	妇幼	中医
急诊处方用药品种数（种）	2.27	2.22	2.40	2.40	1.25	2.38
处方用药费（元）	102.73	143.83	173.26	173.68	80.66	171.92
急诊处方抗菌药物使用率（%）	19.01	19.91	29.42	29.30	10.14	30.34
就诊使用注射药物百分率（%）	29.04	37.25	35.09	35.95	2.90	30.69

型是综合性医院，为34.30%；最高的是妇幼保健医院，为44.90%；二级医疗机构平均为34.90%，略低于全国平均水平的38.00%。上海市大多数二级医疗机构达到了国家卫生健康委要求的二级医疗机构住院患者抗菌药物使用率应低于60.00%的要求（表2-12）。

表 2-12　住院患者抗菌药物使用率（%）

项目	全国	中心	二级	综合	妇幼	中医
抗菌药物使用率	38.00	34.10	34.90	34.30	44.90	34.50
手术组抗菌药物使用率	—	—	51.70	52.10	55.40	47.80
非手术组抗菌药物使用率	—	—	25.20	25.40	12.00	29.40

注："—"表示数据缺失

4. 住院病例抗菌药物用药疗程和使用品种数

2020年上海市二级医疗机构住院患者抗菌药物平均使用天数最短的医院类型是妇幼保健院，为1.7 d，最长的是中医医院为5.8 d，二级医疗机构平均为4.8 d；手术组的平均用药时间比非手术组短。住院患者抗菌药物使用品种数平均为1.30种（表2-13）。

5. 抗菌药物联合用药情况

2020年上海市二级医疗机构住院患者抗菌药物联合用药率最低的医院类型是中医医院，为20.10%；最高的是妇幼保健院，为21.40%；二级医

表 2-13　住院患者用药疗程和用药品种数

项目	全国	中心	二级	综合	妇幼	中医
抗菌药物平均使用天数（d）	4.6	4.5	4.8	4.8	1.7	5.8
手术组抗菌药物平均使用天数（d）	—	—	3.1	3.3	1.3	3.1
非手术组抗菌药物平均使用天数（d）	—	—	7.9	7.7	3.9	9.4
抗菌药物平均使用品种数（种）	1.20	1.30	1.30	1.30	1.30	1.30
手术组抗菌药物平均使用品种数（种）	—	—	1.30	1.30	1.30	1.10
非手术组抗菌药物平均使用品种数（种）	—	—	1.40	1.40	1.30	1.60

注："—"表示数据缺失

疗机构平均为20.30%。手术组抗菌药物联合用药率为13.00%，非手术组为24.40%，提示治疗用抗菌药物联用较多（表2-14）。

表 2-14　住院患者抗菌药物联合用药率（%）

项目	全国	中心	二级	综合	妇幼	中医
抗菌药物联合用药率	15.20	17.90	20.30	20.90	21.40	20.10
手术组联合用药率	—	—	13.00	12.90	25.80	6.00
非手术组联合用药率	—	—	24.40	24.80	7.70	25.60

注："—"表示数据缺失

6. 围术期抗菌药物使用情况

手术预防用药只统计Ⅰ类切口手术，手术预防使用抗菌用药使用率：Ⅰ类切口手术为31.60%。Ⅰ类切口手术平均预防用药时间为19.2 h。手术预防用药时机方面，Ⅰ类切口手术术前0.5 ～ 2.0 h给药百分比为74.90%。Ⅰ类切口手术预防用药联合使用率为15.40%（表2-15）。

7. 抗菌药物DDDs

2020年上海市二级医院中各类抗菌药物DDDS统计（表2-16）中占据前5位的分别为三代头孢菌素、喹诺酮类、二代头孢菌素、一代头孢菌素和硝基咪唑类抗菌药物。各种抗菌药物用量较大的抗菌药物依次为左氧氟沙星、莫西沙星、头孢他啶、头孢唑肟、头孢呋辛酯等（表2-17）。

表 2-15　围术期抗菌药物用药情况

项目	全国	中心	二级	综合	妇幼	中医
预防使用抗菌用药使用率（%）	34.40	38.00	31.60	32.80	30.80	15.60
手术抗菌药物平均天数（d）	1.1	1.3	0.8	0.8	0.2	0.3
术前0.5～2.0 h给药百分比（%）	64.50	67.60	74.90	75.30	25.00	87.80
预防使用抗菌用药联合使用率（%）	19.70	22.30	15.40	16.30	13.80	4.20

表 2-16　各类抗菌药物 DDDs

抗菌药物类别	DDDs	占比（%）
三代头孢菌素	870 798.75	26.69
喹诺酮类	636 012.52	19.50
二代头孢菌素	486 226.44	14.90
一代头孢菌素	174 240.57	5.34
硝基咪唑类	170 591.71	5.23
碳青霉烯类	151 820.40	4.65
青霉素类	112 604.39	3.45
青霉素类＋酶抑制剂	110 897.75	3.40
抗真菌药	89 560.62	2.75
大环内酯类	83 902.48	2.57
四代头孢菌素	83 758.06	2.57
其他β-内酰胺类	60 841.31	1.86
氨基糖苷类	55 261.49	1.69
头孢菌素类＋酶抑制剂	52 610.40	1.61
四环素类	32 385.75	0.99
糖肽类	27 759.85	0.85

（续表）

抗菌药物类别	DDDs	占比（%）
林可酰胺类	18 248.64	0.56
磷霉素类	17 401.00	0.53
其他类	16 693.06	0.51
磺胺类药及增效剂	10 057.88	0.31
β-内酰胺酶抑制剂	603.00	0.02
青霉素类复方制剂	112.50	0.00

表 2-17　各种抗菌药物 DDDs

药品名称	DDDs
左氧氟沙星	343 381.74
莫西沙星	267 016.70
头孢他啶	233 447.38
头孢唑肟	195 737.31
头孢呋辛	194 827.27
头孢唑林	158 656.50
头孢美唑	130 838.13
头孢西丁	108 076.35
头孢米诺	104 424.63
头孢曲松	103 643.38
奥硝唑	90 081.67
美罗培南	89 299.00
头孢吡肟	81 314.06
甲硝唑	67 905.05

（续表）

药品名称	DDDs
阿奇霉素	65 790.55
头孢替安	65 395.19
头孢克肟	60 015.15
哌拉西林/他唑巴坦	56 921.72
头孢丙烯	54 076.80
头孢哌酮/舒巴坦	52 032.81
氟康唑	50 560.50
头孢克洛	40 785.06
头孢噻肟	40 249.75
氟氯西林	35 359.50
拉氧头孢	35 069.56
亚胺培南/西司他丁	31 079.75
依替米星	27 053.20
氨曲南	25 771.75
美洛西林	24 386.67
伏立康唑	23 796.58
比阿培南	23 135.25
美洛西林/舒巴坦	22 780.00
万古霉素	22 593.50
磺苄西林	22 298.67
帕珠沙星	19 851.70
庆大霉素	19 579.37
克林霉素	18 248.64

（续表）

药品名称	DDDs
阿莫西林/克拉维酸	16 735.71
替加环素	16 292.50
头孢地尼	15 923.83
多西环素	14 752.00
克拉霉素	13 077.1
青霉素	12 999.73
左旋奥硝唑	11 897.00
哌拉西林/舒巴坦	11 460.89
利奈唑胺	10 814.67
头孢拉定	9 957.90
磷霉素氨丁三淳散	9 458.00
头孢哌酮	9 281.00
卡泊芬净	9 114.40
磷霉素	7 943.00
阿莫西林	7 602.33
氨苄西林	7 064.50
复方磺胺甲噁唑	7 031.25
厄他培南	6 881.00
阿米卡星	5 618.42
呋喃妥因	5 371.25
头孢硫脒	4 974.67
替考拉宁	3 800.50
磺胺甲噁唑	3 011.63
异帕米星	2 941.50

（续表）

药品名称	DDDs
奈诺沙星	2 866.00
伊曲康唑	2 599.00
环酯红霉素干	2 594.90
头孢匹罗	2 444.00
阿洛西林	1 887.58
阿莫西林/舒巴坦	1 748.42
诺氟沙星	1 536.38
法罗培南	1 425.40
环丙沙星	1 294.00
氨苄西林/舒巴坦	1 251.00
罗红霉素	1 150.50
米诺环素	1 135.25
氟胞嘧啶	1 104.00
红霉素	1 046.13
两性霉素B	936.43
去甲万古霉素	763.75
吗啉硝唑	653.00
舒巴坦	603.00
多粘菌素B	597.00
苯唑西林	588.00
头孢氨苄	540.13
达托霉素	507.14
头孢曲松/他唑巴坦	468.00
特比奈芬	423.00
米卡芬净	385.00

（续表）

药品名称	DDDs
苄星青霉素	358.73
泊沙康唑	350.00
头孢尼西	304.00
两性霉素B脂质体	291.71
四环素	206.00
地红霉素	171.00
氨苄西林/氯唑西林	112.50
头孢羟氨苄	111.38
头孢他啶/阿维巴坦	109.58
链霉素	69.00
氧氟沙星	66.00
哌拉西林	58.68
替硝唑	55.00
乙酰麦迪霉素	48.00
交沙霉素	24.30
磺胺嘧啶	15.00
多粘菌素E	5.10

8. 抗菌药物使用强度

上海市二级医疗机构的抗菌药物使用强度平均为53.06，明显高于全国平均水平41.48（表2-18）。

表 2-18　抗菌药物使用强度

项目	全国	中心	二级
抗菌药物使用强度	41.48	46.17	53.06

三、2020年上海市社区医疗机构抗菌 药物临床使用数据

（一）资料与方法

1. 数据来源与样本抽样方法

数据来源：上海市抗菌药物临床应用监测网2020年社区医疗机构上报数据。

样本抽样方法：处方相关信息统计中涉及随机抽样的，以每家社区医疗机构3月、6月、9月、12月规定时间段内（5 d）总处方数为基础，各随机抽取成人普通门诊处方100张，全年共计400张/家。

2. 数据剔除

未能按监测网要求完整填报的；填报数据错误的。

（二）结果

1. 社区医疗机构基本情况调查

2020年社区医疗机构基本情况调查表有效数据上报247家，基本情况数据显示，医疗收入183.84亿元，药品收入133.52亿元，药品收入占医疗收入的72.63%。在药品收入中，西药和抗菌药物使用金额分别占57.05%和2.15%。17个区级统计机构（包含了原卢湾区时所设统计机构）中，药占比最大为86.22%，最小为60.38%；抗菌药物使用金额占药品收入最大为4.67%，最小为1.06%。一般西药和抗菌药物在医疗机构各部门的使用比例见图2-1和图2-2。

2. 社区医疗机构门诊处方用药信息

2020年社区医疗机构门诊处方用药信息表有效数据上报244家，共计门诊处方97 600张。处方相关数据显示，平均用药品种数为2.06种，

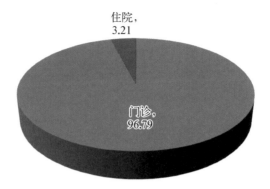

图2-1　西药在社区医疗机构住院与门诊使用金额比例（%）

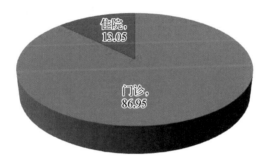

图2-2　抗菌药物在社区医疗机构各部门使用金额比例（%）

抗菌药物使用率为3.42%；处方金额平均为179.95元，含抗菌药物的处方金额平均为161.21元；抗菌药物使用率和注射剂使用率分别为6.77%和3.52%。各项数据最大和最小值见表2-19。

表 2-19　社区医疗机构门诊处方统计指标（%）

项目	最大值 （2020/2019/ 2018/2017/2016）	最小值 （2020/2019/ 2018/2017/2016）	平均值 （2020/2019/ 2018/2017/2016）
抗菌药物使用比率	5.52/7.01/7.29/7.36/7.77	1.81/2.64/2.83/2.95/3.00	3.42/4.11/4.25/4.40/4.74
抗菌药物使用率	10.51/13.89/14.43/15.25/15.68	4.25/5.19/5.10/5.94/5.30	6.77/7.79/8.02/8.39/9.08
注射剂使用率	6.83/8.40/9.13/8.33/11.79	2.05/2.52/2.00/3.66/2.60	3.52/4.65/4.89/5.94/6.61

注：抗菌药物使用比率 = 抗菌药物品种数/所有处方药品种数；抗菌药物使用率 = 使用抗菌药物的处方数/所有处方数

3. 社区医疗机构抗菌药物使用信息

（1）社区医疗机构门诊抗菌药物使用信息：门诊抗菌药物相关统计数据中，就诊人次上报有效数据为245家。245家社区医疗机构门诊就诊总人次为6 473.64万，各区县平均就诊人次为380.80万，各社区医疗机构平均就诊人次为26.42万。245家社区医疗机构门诊抗菌药物DDDs为22 977 421.65（表2-20）。

表2-20　245家社区医疗机构门诊抗菌药物统计指标

区级统计机构	就诊人次（万人）	就诊人次排名	DDDs	排名
A	1 159.10	1	3 591 918.35	1
B	591.68	3	2 299 893.27	2
C	885.99	2	2 124 643.70	3
D	322.53	8	1 519 065.49	4
E	424.87	4	1 482 558.56	5
F	264.73	11	1 320 274.33	6
G	334.41	7	1 314 164.09	7
H	261.68	12	1 166 289.67	8
I	181.59	15	1 166 169.79	9
J	322.23	9	1 092 689.86	10
K	373.68	5	1 088 278.63	11
L	349.04	6	1 074 011.40	12
M	285.29	10	984 374.68	13
N	145.07	16	909 966.65	14
O	260.98	13	818 472.94	15
P	220.08	14	643 579.04	16
Q	90.68	17	381 071.19	17

注：17个区级统计机构包含了原卢湾区时所设统计机构。机构代码与区名无对应关系

抗菌药物剂型选择方面,门诊口服和注射制剂的抗菌药物DDDs分别为22 195 901.40和781 520.25。在所涉抗菌药物类别中,二代头孢菌素、氟喹诺酮类和硝基咪唑类DDDs排名前3位,占所涉抗菌药物DDDs总数的74.47%(表2-21)。

表2-21　245家社区医疗机构门诊各大类抗菌药物 DDDs

抗菌药物大类	DDDs
二代头孢菌素	8 606 664.02
喹诺酮类	5 772 246.30
硝基咪唑类	2 733 256.32
大环内酯类	2 497 892.47
一代头孢菌素	1 943 507.66
林可霉素类	351 785.28
青霉素类	340 085.45
三代头孢菌素	330 995.50
青霉素类 + 酶抑制剂	252 996.89
磷霉素类	109 123.00
氨基糖苷类	18 130.77
硝基咪唑类	8 959.07
其他β-内酰胺类	7 021.92
四环素类	2 680.00
抗真菌类	2 029.00
磺胺类	48.00
合计	22 977 421.65

在45种抗菌药物品种中,左氧氟沙星、头孢克洛和甲硝唑在抗菌药物DDDs中排名前3位,占45种抗菌药物DDDs的54.39%(表2-22)。

表 2-22　245 家社区医疗机构门诊各种抗菌药物 DDDs

药品名称	DDDs
左氧氟沙星	5 287 602.85
头孢克洛	4 501 704.11
甲硝唑	2 707 621.09
头孢丙烯	2 209 826.36
头孢呋辛	1 817 667.86
阿奇霉素	1 428 286.30
头孢拉定	990 000.33
头孢羟氨苄	513 035.58
诺氟沙星	473 985.25
罗红霉素	373 973.20
克拉霉素	357 259.50
克林霉素	351 785.28
头孢氨苄	334 426.25
红霉素	324 956.34
阿莫西林	306 332.25
阿莫西林/克拉维酸	252 996.89
头孢克肟	217 775.00
磷霉素氨丁三醇散	109 123.00
头孢唑林	104 876.25
头孢替安	77 465.69
头孢地尼	66 444.00
头孢曲松	30 166.25
青霉素	21 337.20

（续表）

药品名称	DDDs
庆大霉素	17 437.17
替硝唑	16 886.80
头孢他啶	16 609.63
呋喃妥因	15 627.50
乙酰麦迪霉素	12 753.33
苯唑西林	11 383.50
莫西沙星	6 706.00
头孢西丁	6 552.42
环丙沙星	3 952.20
多西环素	2 680.00
奥硝唑	2 080.00
氨苄西林	1 704.50
氟康唑	1 560.00
头孢噻吩	1 169.25
交沙霉素	511.80
伊曲康唑	469.00
头孢米诺	351.63
地红霉素	152.00
头孢美唑	117.88
复方磺胺甲噁唑	48.00
依替米星	21.60
头孢唑肟	0.63
合计	22 977 421.65

（2）社区医疗机构住院抗菌药物使用信息：194家社区医疗机构数据纳入住院抗菌药物数据，总住院人天数为5 354 629.36，各区县平均住院人天数为314 978.20，各社区医疗机构平均住院人天数为27 601.18。住院抗菌药物DDDs为535 420.61，住院抗菌药物使用强度平均值为10.00，最大值为20.50，最小值为4.85（表2-23）。

表 2-23　194 家社区医疗机构住院抗菌药物统计指标

区级统计机构	住院人天数	住院人天数排名	DDDs	用药频度排名	抗菌药物使用强度	抗菌药物使用强度排名
A	119 042.00	14	24 403.08	10	20.50	1
B	173 572.92	10	30 563.11	6	17.61	2
C	53 370.64	15	8 812.56	15	16.51	3
D	125 268.00	13	20 220.45	13	16.14	4
E	362 782.50	5	56 865.88	3	15.67	5
F	166 723.56	11	22 675.40	12	13.60	6
G	180 417.13	9	24 492.53	8	13.58	7
H	327 960.00	6	38 592.61	4	11.77	8
I	132 999.80	12	14 189.67	14	10.67	9
J	740 511.40	2	75 094.29	2	10.14	10
K	47 632.00	16	4 722.83	16	9.92	11
L	234 106.00	8	23 035.11	11	9.84	12
M	265 459.50	7	25 947.13	7	9.77	13
N	20 324.64	17	1 793.20	17	8.82	14
O	1 381 638.27	1	107 982.73	1	7.82	15
P	370 655.00	4	24 414.70	9	6.59	16
Q	652 166.00	3	31 615.35	5	4.85	17

注：17个区级统计机构包含了原卢湾区时所设统计机构。机构代码与区名无对应关系

抗菌药物剂型选择方面,社区医疗机构住院患者注射剂型抗菌药物DDDs是口服剂型的1.99倍。在所涉抗菌药物类别中,二代头孢菌素、氟喹诺酮类和三代头孢菌素类抗菌药物DDDs排名前3位,占所涉抗菌药物DDDs的75.89%(表2-24)。

表2-24 194家社区医疗机构住院各大类抗菌药物 DDDs

抗菌药物类别	DDDs
二代头孢菌素	194 560.72
喹诺酮类	142 416.75
三代头孢菌素	69 373.98
一代头孢菌素	38 064.75
大环内酯类	36 267.04
硝基咪唑类	13 923.58
氨基糖苷类	10 993.40
磷霉素类	9 470.50
林可霉素类	6 042.29
其他β-内酰胺类	6 031.25
青霉素类	4 873.90
青霉素类 + 酶抑制剂	3 215.44
磺胺类	128.00
碳青霉烯类药	33.50
头孢菌素 + 酶抑制剂	25.50
合计	535 420.61

在45种抗菌药物中,左氧氟沙星、头孢呋辛和头孢替安在抗菌药物DDDs中排名前3位,占45种抗菌药物DDDs的51.37%(表2-25)。

表 2-25　194 家社区医疗机构住院各种抗菌药物 DDDs

药品名称	DDDs
左氧氟沙星	134 831.90
头孢呋辛	97 258.78
头孢替安	42 963.19
头孢他啶	36 361.75
头孢唑林	34 660.00
头孢克洛	33 687.10
头孢曲松	30 799.73
阿奇霉素	26 714.32
头孢丙烯	20 651.65
甲硝唑	13 631.33
庆大霉素	10 719.00
磷霉素氨丁三醇散	9 464.00
罗红霉素	7 132.42
克林霉素	6 042.29
头孢美唑	3 923.13
环丙沙星	3 085.60
莫西沙星	2 996.00
阿莫西林/克拉维酸	2 468.82
苯唑西林	2 051.75
红霉素	2 002.30
头孢西丁	1 558.00
青霉素	1 505.02
头孢克肟	1 451.50

（续表）

药品名称	DDDs
头孢拉定	1 436.63
诺氟沙星	1 224.25
头孢羟氨苄	1 164.88
氨苄西林	896.50
氨苄西林/舒巴坦	746.63
头孢氨苄	629.63
头孢唑肟	555.00
头孢米诺	550.13
阿莫西林	420.63
克拉霉素	418.00
呋喃妥因	282.25
帕珠沙星	279.00
头孢地尼	206.00
依替米星	183.20
头孢噻吩	173.63
复方磺胺甲噁唑	128.00
阿米卡星	91.20
亚胺培南/西司他丁	33.50
头孢哌酮/舒巴坦	25.50
磷霉素	6.50
替硝唑	6.00
奥硝唑	4.00
合计	525 959.58

四、2020年上海市抗菌药物临床应用监测结论

（一）二级医疗机构和三级医院

抗菌药物临床应用面临危重感染性疾病复杂感染性疾病不断增多，以及细菌耐药性加剧、耐药性细菌传播率上升的严峻趋势，以及医患相关知识的有限性等因素的挑战。各级医疗机构应高度重视医院耐药状况和医院内感染防控情况。

近年来，门急诊及住院的抗菌药物使用率、联合用药率和围术期预防用药率均有所下降，需要指出抗菌药物使用强度（所有二级医疗机构、三级医院）始终居高不下，与上海市二级医疗机构、三级医院收治外地患者，尤其是危重患者数量始终保持高位有关，也可能上报数据中存在出院带药混入的情况。计算住院患者抗菌药物使用强度时，不应包括出院带药使用的抗菌药物。目前在统计住院患者抗菌药物消耗量时，有部分医疗机构的系统不能完全剔除出院带药的消耗量，这也是导致抗菌药物使用强度偏高的原因之一。

三级医院的抗菌药物消耗量中，喹诺酮类药物的用量占比略有下降，但仍居消耗量排名第1位。二级医疗机构的喹诺酮类药物的用量占比略有下降，排名居第2位。

三级医院中，除2018年喹诺酮类药物脉冲式增长导致别的种类药物占比明显下降外，2014—2020年碳青霉烯类药物用量占比稳步上升。二级医疗机构中，消耗量占比近年来浮动较大。总体来看，碳青霉烯类药物消耗量和占比均在上升。

三级医院中，青霉素类＋酶抑制剂类药物用量占比浮动不大，头孢菌素类＋酶抑制剂类药物用量占比上升明显。二级医疗机构中，青霉素类＋酶抑制剂类药物用量占比下降明显，头孢菌素类＋酶抑制剂类药物用量占比略有浮动。

（二）社区医疗机构

从社区医疗机构基本情况调查数据可以看到，2020年药品收入占到医疗总收入的72.63%，同比上升1.41个百分点；在药品收入中，抗菌药物使用金额占药品收入的2.15%，同比下降1.45个百分点，同期西药占药品收入同比下降6.22个百分点。药占比控制方面，2020年为72.63%，同比上升了1.41个百分点。

从门诊处方和抗菌药物使用信息中看到，社区医疗机构整体门诊抗菌药物使用率为6.77%，同比下降1.02个百分点。门诊以口服抗菌药物剂型为主，用药频度是注射剂的28.40倍，而住院注射剂的用药频度是口服剂型的1.99倍。与以往不同的是，硝基咪唑类进入了门诊抗菌药物使用强度三甲，主要来自甲硝唑的广泛使用。

在具体抗菌药物品种上，无论是门诊还是住院，使用频度首位的都是左氧氟沙星，其分别占到门诊和住院所有抗菌药物用药频度的23.01%和25.18%，同比都上升了1.43个百分点和0.64个百分点。左氧氟沙星在住院的使用频度已连续在4个监测周期内排名第1位，且占总用药频度比例也逐年升高，这一问题应引起各方的密切关注。

抗菌药物使用强度是测算住院人群暴露于抗菌药物的广度和深度的一项重要指标，准确反映抗菌药物的消耗情况，可以在不同区域间、不同时间区间上进行横向或纵向的比较。2020年数据结果显示抗菌药物使用强度平均为10.00，与往年有着明显的下降。针对数据的明显变化，项目组进行了相关数据的核实，部分社区医疗机构住院以老年康养护理为主，住院周期长、用药品种与用量均少的特点，从而降低了整体社区医疗机构的抗菌药物使用强度水平。

执笔人：张建中，赵婧，沈毅
上海市抗菌药物临床应用监测网

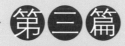

第三篇
医院感染监测与防控报告

三 网 年 鉴

上海市细菌真菌耐药监测网
上海市抗菌药物临床应用监测网
上海市医院感染防控与监测网

2020年，上海市院内感染质量控制中心在上海市卫生健康委和上海市医疗质量控制管理事务中心的领导下，针对调研及督查工作发现的问题，对照原国家卫生和计划生育委员会发布的《重症监护病房医院感染预防与控制规范（WST 509—2016）》等规范开展了一系列工作，同时调整了上海市院内感染质量控制中心的督查条款，在常规督查和监测工作的基础上，重点针对培训、督查工作的组织开展、特色工作及常规监测工作等展开。

一、培训情况和效果

（一）培训情况

1. 医院感染管理岗位培训班

由于新冠肺炎疫情，上海市院内感染质量控制中心（以下简称"质控中心"）2020年9月更改了"医院感染管理岗位培训班"的培训模式，将岗位培训班改为线上培训与学术年会相结合，1天的基础课程加两天的学术年会，使参会人员既能熟悉国家相关规章制度要求，同时也能了解国际最新进展。培训人员与往常培训一样，覆盖医院感染重点部门（如ICU、血液透析室、内镜室、口腔科、消毒供应中心等）负责人和新上岗的医院感染专职人员。与会人员对医院感染防控工作提高了认识，理清了思路，系统地学习了医院感染监测与控制以及管理的最新循证证据和国家相关规范要求。在上述模式的培训中，达到规定听课时间的人员才予以颁发岗位培训证书。

2. 培训重点

2020年的院感工作培训重点在新冠肺炎疫情的防控。质控中心先后组织10多场线上培训及研讨会，包括新冠肺炎疫情常态防控下的院感管理研讨会、社会办医医疗机构感染防控研讨会、血液净化的院感管理研讨会以及"全国患者安全大会-院感分论坛"等。质控中心还举行了专家委员会胡必杰教授、朱仁义教授等百余次在新闻媒体、上海市卫生健康委及上海申康医院发展中心会议上对上海市医务人员乃至公众进行新冠肺炎疫情防控知识的宣讲或培训。

（二）合作交流

为加强合作交流，共同抗击新冠肺炎疫情，质控中心协同长三角地区的医疗机构共同撰写了《新冠肺炎长三角地区院内感染质控工作指导性意见》，并分工录制了新冠肺炎疫情防控培训视频，在长三角范围内开展防控知识培训。

（三）全国学术年会

面对严峻的疫情，各国医院都承载着巨大的感染新冠病毒的风险，已有多个国家曝出院内感染新冠病毒的事件。一旦暴发新冠病毒聚集性感染，医护、患者、访客都难逃新冠病毒的威胁。为进一步加强新冠肺炎疫情常态下的感染防控，提升我国感染控制能力和水平，质控中心根据国内外医院感染学科发展趋势，结合新冠肺炎疫情防控，多重耐药菌医院感染甚至暴发流行的严峻形势，以线上交流的方式，于2020年9月召开了全国学术年会。本次会议得到了健康报社的大力支持并同步直播了全体大会，合计线上观看约120万人次。

二、督查工作的组织开展情况

（一）督查内容

　　质控中心根据上海市卫生健康委和上海市医疗质量控制管理事务中心的要求,于2020年5月和10月—11月,对上海市137家医疗机构（含27家新增社会办医疗机构）进行了质控督查,督查内容主要关注新冠病毒防控措施的落实,包括组织架构、新冠病毒防控医院管理、手卫生、环境清洁消毒、门诊预检分诊/流行病学调查、耳鼻喉科门诊、口腔科门诊、内镜（消化内镜、气管镜和喉镜）室、手术室、发热门诊、新冠病毒核酸检测PCR实验室、核酸采样点、医院感染监测。督查内容结合目前的新冠疫情流行情况,在常规的基础上进行了调整,重点关注疫情相关防控措施的落实情况和高风险部门管理。督查中发现各级各类医疗机构对新冠防控措施的落实执行还存在问题,希望进一步加强培训和督导。

（二）督查整改情况

　　针对2020年上半年发现的问题,现场进行了反馈并要求及时整改。2020年下半年的督查中,发现绝大多数医院在新冠肺炎疫情防控方面均较科学、规范,但部分涉及硬件或投入大的问题,整改力度并不是很大,需从政策层面尤其医疗收费方面给予支持。

（三）特色督查项目

　　从2020年春节期间直至2020年年底,质控中心在上海市卫生健康委、上海申康医院发展中心和上海市卫生健康委员会监督所的牵头下,对各医疗机构进行了多次新冠肺炎疫情防控的督导工作,及时发现问题,及时整改,有效保障了上海市医疗机构"外防输入、内防反弹"政策的落实。

三、特色工作

（一）"全球抗疫，我们在行动"系列直播

为科学防控新冠病毒感染，了解国内外最新动态，掌握最前沿防控理念，质控中心连续举办了17场"全球抗疫，我们在行动"系列直播活动，内容涵盖方舱建设及管理、核酸及抗体检测与解读、医疗机构如何把好入口关、医务人员如何做好个人防护、新冠病毒疫苗的是与非等方面，系统阐述了新冠肺炎疫情防控的热点及难点。

（二）"三网联动"督导

2020年底，上海市医院感染防控与监测网（以下简称"本网"）参与"三网联动"督导，对上海市40多家医疗机构进行抗菌药物管理及多重耐药菌防控工作评分，并组织专家对其中10家医疗机构进行了现场督导。根据上海市卫生健康委的要求，组织各大医疗机构感控专职人员召开现场座谈会，探讨如何科学有效地遏制耐药。

（三）环境污染采样

本网调查了ICU环境中耐碳青霉烯类肺炎克雷伯菌（CRKP）污染现状并检测主要耐药基因。使用mSuper CARBA显色培养基对5个外科ICU中高频接触的物体表面、公共区域物体表面、水槽池壁和排水孔等进行采样（表3-1，表3-2和表3-3）和MALDI-TOF质谱仪鉴定，采用双纸片协同法进行碳青霉烯酶表型鉴定，聚合酶反应（PCR）方法检测KPC和NDM耐药基因。调查发现CRKP在高频接触的物体表面（1/73）、公共区域物体表面（1/89）、工勤人员的衣物（1/24）分离率很低，但水槽排水孔污染率较高（25/29）。碳青霉烯酶表型鉴定显示5株细菌产A类酶，11株细

菌产B类金属酶,PCR验证结果显示,2株细菌产KPC耐药基因,3株细菌产NDM耐药基因。耐药表型酶鉴定和PCR结果提示ICU内CRKP交叉传播的可能性较低。

表 3-1　5 个外科 ICU 床旁高频接触物表采样结果汇总

ICU 类型	床栏	听诊器	呼吸机面板	枕头
外科 ICU A[a]	0/10	0/4	0/10	0/2
心外 ICU[b]	1/5	—	0/8	—
肝外 ICU[b]	0/4	0/2	0/3	0/3
急诊 ICU[b]	0/5	0/3	0/4	0/4
大外科 ICU[b]	0/3	—	0/3	—
合计	1/27	0/6	0/28	0/5

注:[a]外科ICU A为全病区所有床位采样,且部分住院患者近期检测出CRKP;[b]心外ICU、肝外ICU、急诊ICU和大外科ICU均为CRKP定植/感染患者病床周围采样;"—"表示数据缺失

表 3-2　5 个外科 ICU 公共区域环境采样结果汇总

ICU 类型	治疗桌	手持机	电脑键盘	存储柜把手	治疗车把手
外科 ICU A	0/10	1/9	0/3	0/3	0/4
心外 ICU	0/7	0/6	0/3	0/2	0/2
肝外 ICU	0/5	0/5	0/2	0/1	—
急诊 ICU	0/7	0/6	0/2	0/2	—
大外科 ICU	0/4	0/3	0/1	—	0/1
合计	0/33	1/29	0/11	0/9	0/7

注:"—"表示数据缺失

表 3-3　5 个外科 ICU 水池采样结果汇总

ICU 类型	洗手池壁	洗手池孔	治疗室水池壁	治疗室水池孔	污物间清洗池壁	污物间清洗池孔	污物倾倒池壁	污物倾倒池孔
外科 ICU A	0/3	2/2	0/2	2/2	0/1	1/1	1/1	1/1
心外 ICU	0/3	3/3	0/2	2/2	1/1	0/1	1/1	1/1

（续表）

ICU 类型	洗手池壁	洗手池孔	治疗室水池壁	治疗室水池孔	污物间清洗池壁	污物间清洗池孔	污物倾倒池壁	污物倾倒池孔
肝外ICU	0/2	2/2	0/1	1/1	0/1	0/1	1/1	1/1
急诊ICU	0/2	2/2	0/2	1/2	0/1	1/1	—	—
大外科ICU	0/3	3/3	0/1	1/1	0/1	0/1	1/1	1/1
合计	0/13	12/12	0/8	7/8	1/5	2/5	4/4	4/4

注："—"表示数据缺失

（四）内镜终末漂洗用水采样

为了解上海市软式内镜终末漂洗水合格情况，对30家三级医疗机构软式内镜终末漂洗水进行微生物监测，并调查了解相关水管路消毒现状（表3-4和表3-5）。共采集84份终末漂洗水样本，整体合格率为63.1%；不合格的水样细菌菌落中位数为72（35～236）。水管路使用小于1年的终末漂洗水样本合格率最高，超过5年的合格率最低。上海市三级医疗机构软式内镜终末漂洗水合格率较高，水管路使用年限是重要影响因素。今后须严格遵守规范，加强终末漂洗水使用要求和监测。

表 3-4 终末漂洗水样本微生物培养结果汇总

终末漂洗水类型	采样例数（份）	合格数（份）	合格率（%）	不合格例数（份）	细菌菌落中位数（CFU/100 ml）
胃镜终末漂洗水	30	18	60.00	12	72.0（38.5～233.0）
肠镜终末漂洗水	29	18	62.07	11	110.0（69.5～380.0）
气管镜终末漂洗水	22	16	72.72	6	34.0（25.0～169.0）
自动清洗机终末漂洗水	3	1	33.33	2	15.0
合计	84	53	63.09	31	72.0（35.0～236.0）

表 3-5　终末漂洗水合格率的影响因素

影响因素		合格例数（份）	不合格例数（份）	合格率（%）	χ^2 值	P 值
管路使用年限（年）	< 1	7	0	100.00	5.909	0.047
	1 ～ 5	21	10	67.74		
	> 5	25	21	54.34		
水路消毒方式	滤膜过滤	10	22	64.51	2.592	0.300
	滤膜+化学消毒剂	11	5	68.75		
	滤膜+物理消毒	1	3	25.00		
水路消毒周期（月）	< 3	8	6	57.14	2.593	0.305
	3 ～ 6	17	6	73.91		
	> 6	22	19	53.66		

（五）血液标本送检情况

　　分析了上海市 101 家医院 2016—2019 年血液标本送检情况。2016—2019 年，上海市 101 家医院发热患者血液标本总送检率分别为 56.7%，57.8%，58.3%，62.1%（表 3-6），呈逐年上升趋势（线性 χ^2=49.360，P < 0.001）；ICU 和普通病房发热患者前 3 日抗菌药物总使用率为 81.6% ～ 92.7%。发热患者伴疑似肺部感染时血液标本送检率为 67.5% ～ 75%；伴留置深静脉导管 > 5 d 时血标本送检率为 64.7% ～ 71.1%；送检痰液标本同时送检血液标本率为 76.5% ～ 77.1%（表 3-7）。未送检原因合理比例呈逐年上升趋势（表 3-8）。上海市 101 家医院血液标本送检率呈逐年上升，但送检前抗菌药物使用率较高，高危合并因素条件下送检率有待进一步提升。

表 3-6 2016—2019 年上海市 101 家医院发热患者血液标本送检情况

医院类型		2016 年		2017 年		2018 年		2019 年	
		发热人数（人）	送检人数（人）及送检检率（%）	发热人数（人）	送检人数（人）及送检检率（%）	发热人数（人）	送检人数（人）及送检检率（%）	发热人数（人）	送检人数（人）及送检检率（%）
三级	综合	3 073	1 813（59.0）	3 077	1 821（59.2）	3 376	2 111（62.5）	4 357	2 871（65.9）
	专科	1 198	631（52.7）	1 266	699（55.2）	1 141	667（58.4）	1 222	781（63.9）
	中医	433	244（56.3）	502	279（55.6）	535	291（54.4）	531	300（56.5）
二级	综合	2 001	1 113（55.6）	1 996	1 127（56.5）	2 216	1 164（52.5）	2 830	1 604（56.7）
	专科	12	5（41.6）	29	19（65.5）	45	40（88.9）	30	22（73.3）
	中医	114	68（59.6）	193	140（72.5）	168	89（53.0）	172	105（61.0）
合计		6 831	3874（56.7）	7 063	4 085（57.8）	7 481	4 362（58.3）	9 142	5 683（62.1）

表 3-7　2016—2019 年发热患者伴不同因素下血液标本送检情况

血液标本来源	2016 年		2017 年		2018 年		2019 年	
	应送检人数（人）	实际送检（人）数及送检率（%）	应送检人数（人）	实际送检（人）数及送检率（%）	应送检人数	实际送检（人）数及送检率（%）	应送检人数	实际送检（人）数及送检率（%）
疑似肺部感染	541	365（67.5）	1 499	1 055（70.3）	1 761	1 236（70.2）	2 490	1 869（75.0）
留置深静脉导管＞5 d	919	643（70.0）	984	650（66.0）	1 077	697（64.7）	1 357	965（71.1）
送检痰液标本	—	—	1 845	1 412（76.5）	2 115	1 621（76.6）	2 862	2 208（77.1）

表 3-8　2016—2019 年发热伴不同因素下血液标本未送检原因

血液标本来源	2016 年		2017 年		2018 年		2019 年	
	未送检人数	未送检原因合理（%）	未送检人数	未送检原因合理（%）	未送检人数	未送检原因合理（%）	未送检人数	未送检原因合理（%）
疑似肺部感染	176	53（30.1）	444	133（30.0）	480	183（38.1）	621	316（50.9）
留置深静脉导管＞5 d	276	84（30.4）	334	85（25.4）	380	131（34.5）	392	164（41.8）
送检痰液标本	—	—	433	153（35.3）	494	187（37.8）	654	311（47.5）

四、常规监测工作

本网常规监测工作包括上海市二级甲等以上医疗机构均按照质控中心要求开展医院感染现患率调查、ICU目标性监测、围术期抗菌药物预防用药调查、血培养送检率调查、手卫生依从性监测、手卫生用品耗量监测、职业暴露网上直报等工作，并通过督导综合干预的依从性进行持续质量改进。

（一）ICU目标性监测

要求针对医院内所有ICU内入住患者每天持续监测，以0点在住ICU患者情况为准。监测内容包括患者基本信息、相关危险因素、导管留置情况及医院感染发生情况。2004年持续监测至今，2020年度上海市监测了135 403住ICU患者人次，其中呼吸机相关肺炎（VAP）发生率为千插管日4.75例次，导尿管相关尿路感染（CAUTI）为1.66例次，导管相关血流感染（CLABSI）为0.68例次，相对2019年均有所下降。

表3-9 上海市2016—2020年ICU3种导管相关感染发生情况

感染类型	2018年			2019年			2020年		
	插管日数（d）	感染例数（例）	感染率（‰）	插管日数（d）	感染例数（例）	感染率（‰）	插管日数（d）	感染例数（例）	感染率（‰）
CLABSI	278 545	237	0.85	312 385	253	0.81	300 523	205	0.68
CAUTI	322 970	609	1.89	359 018	692	1.93	339 903	565	1.66
VAP	175 680	1 126	6.41	192 440	1 238	6.43	174 843	831	4.75

注：CLABSI：导管相关血流感染；CAUTI：导尿管相关尿路感染；VAP：呼吸机相关肺炎

（二）围术期抗菌药物预防用药监测

质控中心从2004年起即要求医疗机构每年4月和10月监测所有出院

的手术患者,如当月出院的手术患者超过1 500例,仅调查当月15 d以后(含15 d)手术的患者。监测人群包括所有手术患者,排除手术前和手术后存在感染的患者、活检患者、急诊手术。调查其围术期抗菌药物预防性使用情况。2020年至今已监测61 619例手术患者。

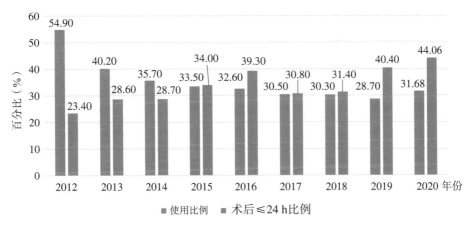

图3-1 2012—2020年I类手术切口预防用药情况

(三)血培养送检率调查

自2009年起,上海市即要求各医疗机构常规开展血培养送检率调查,要求每年3、6、9、12月的第二周的周四,调查前3天(周一～周三)出现发

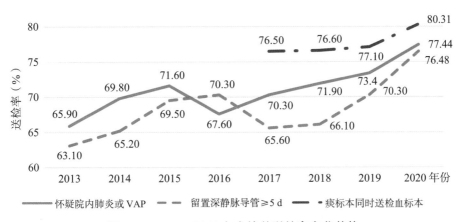

图3-2 2013—2020年血培养送检变化趋势

热≥38.5℃的全体患者,患者血培养送检情况及相关危险因素,例如肺炎、留置导管超过5 d等。2020年至今已调查6 863名发热患者,血培养送检率较往年有所提高。

（四）手卫生依从性监测

质控中心要求医院感染专职人员对医院至少两个部门,如有重症监护病房应至少涵盖1个进行手卫生依从性监测。每个部门每周至少1次,每次不超过20 min,记录所有观测期间医务人员的手卫生操的依从性及正确率。2020年共监测134 813人次的手卫生指征。

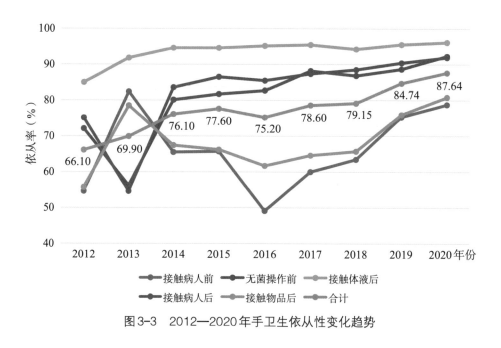

图3-3　2012—2020年手卫生依从性变化趋势

（五）医院感染现患率调查

每年11月或12月的某一天,上海市二级以上医疗机构根据质控中心的通知要求,统一调查日期对所有在住患者,包括当天出院,不包括当天住院,体检和日间病房排除在外进行医院感染现患率调查。调查内容包

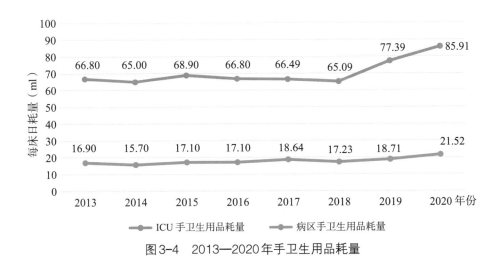

图3-4 2013—2020年手卫生用品耗量

括患者基本信息,感染发生情况及抗菌药物使用情况等。2020年12月上海市共调查70 059例患者,现患率为2.68%。

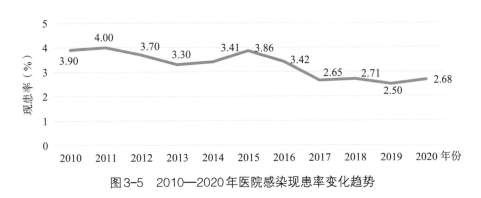

图3-5 2010—2020年医院感染现患率变化趋势

五、2020年下半年质控督查工作

质控中心根据上海市卫生健康委和上海市医疗质量控制管理事务中心的要求,于2020年10—12月,分5组对上海市137家医疗机构进行了2020年下半年质控督查,督查内容主要关注新型冠状病毒肺炎防控措施的落实,包括:组织架构、新冠肺炎疫情防控医院管理、手卫生、环境清洁消毒、门诊预检分诊/流调、耳鼻喉科门诊、口腔科门诊、内镜室(消化内镜、气管镜和喉镜)、手术室、发热门诊、新冠核酸检测PCR实验室、核酸采样点、医院感染监测。督查内容结合目前的新冠肺炎疫情流行情况,在常规的基础上进行了调整,重点关注疫情相关防控措施的落实情况和高风险部门管理。督查中发现各级各类医疗机构对新冠肺炎疫情防控措施的落实执行还存在问题,希望进一步加强培训和督导。具体问题如下。

1. 组织架构

2006年《医院感染管理办法》即规定了医院感染管理的组织架构,本次督查仍发现12家医疗机构存在医院感染管理委员会的人员构成不合理或未设置独立的院感部门等问题;4家医疗机构的专职人员配备严重不足;5家医疗机构未根据国家卫生健康委颁布的规章制度和标准及时更新本院感控制度及标准操作规程。

2. 新冠肺炎疫情防控医院管理

针对新冠肺炎疫情期间的医院管理,1家医疗机构人员培训不到位,3家医疗机构感控督导员制度不健全,1家医疗机构院内会议、就餐等聚集性行为的管理有欠缺,8家医疗机构对加强陪护、探视的管理有欠缺,2家医疗机构应急预案不全面。

3. 手卫生

手卫生是预防医院感染最简单、最方便、最经济、最有效的方法,但是同样是最难做到位的方法,也是新冠肺炎疫情防控的重要措施之一。13家医疗机构未及时根据最新的手卫生规范更新SOP,9家医疗机构手卫生依从性与正确性有欠缺,14家医疗机构手卫生设施不健全。

4. 环境清洁消毒

环境清洁消毒是多重耐药菌防控的重点措施,用具的选择、使用及处置需要进行全过程管理,是新冠肺炎疫情防控的重要措施之一。规范规定清洁用具用后应及时干燥,研究发现潮湿的清洁用具极易造成微生物大量滋生,从而造成环境的二次污染。本次督查发现33家医院存在地巾未集中清洗消毒、干燥备用的问题;1家医疗机构在新冠肺炎疫情下中央空调清洁消毒欠规范;4家医疗机构的临床科室环境清洁消毒方法和频次存在不合理现象;1家医疗机构对工勤人员的培训不够到位。

5. 门诊预检分诊/流调

新冠肺炎疫情期间,要求各医疗机构应设置门诊预检分诊和流调。3家医疗机构预检分诊和流调位置设置不合理,14家医疗机构预检分诊和流调流程存在欠缺,10家医疗机构预检分诊和流调的工作人员个人防护不规范,4家医疗机构的预检分诊和流调未能有效督促患者正确佩戴口罩。

6. 耳鼻喉科门诊

3家医疗机构患者管理不到位,诊室里存在患者聚集的情况;19家医疗机构灭菌物品和一次性无菌医疗用品管理欠规范;2家医疗机构工作人员个人防护不规范;3家医疗机构对雾化管理不规范;3家医疗机构未做到检查灯把手一用一消毒或使用一次性屏障物品;6家医疗机构诊室通风不良,也没有有效的空气动态消毒措施。

7. 口腔科

1家医疗机构口腔科医院感染预防与控制相关制度存在欠缺;22家医疗机构布局流程不合理;16家医疗机构的器械洗消流程不规范;2家医疗机构灭菌监测不到位;4家医疗机构工作人员(医务人员与清洗人员等)个人防护不到位;1家医疗机构未查见诊疗椅位清洁消毒记录。

8. 内镜室

软式内镜的清洗消毒不到位造成感染暴发在国际上时有发生,其消毒处理需要全过程规范化管理。34家医疗机构布局流程不合理;2家医疗机构未做到使用中内镜每日测漏;7家医疗机构内镜床旁预处理欠规范;2家医疗机构对使用中的消毒剂浓度监测欠规范;9家医疗机构对终末漂洗用水的水质管控不规范;4家医疗机构工作人员个人防护存在欠缺;4

家医疗机构的内镜清洗效果监测有欠缺。

9. 手术室

本次督查发现，24家医疗机构的手术室布局流程不合理；无菌包的抽查中发现仍有24家医疗机构手术器械复用清洗灭菌环节中存在问题；5家医疗机构连台手术之间环境物表消毒不规范；6家医疗机构的感染手术管理尚有欠缺。

10. 发热门诊

16家医疗机构布局流程不合理；2家医疗机构患者CT检查流程存在漏洞，3家医疗机构CT室环境物表与空气消毒不规范；2家医疗机构防护用品配备不足；3家医疗机构对防护用品穿脱缺乏监督手段。

11. 核酸检测PCR实验室

6家医疗机构防护用品穿脱流程不规范；17家医疗机构布局流程不合理；1家医疗机构生物安全柜使用不规范。

12. 核酸采样点

22家医疗机构核酸采样点设置不合理；7家医疗机构工作人员个人防护不规范；7家医疗机构标本转运流程或标本转运箱不规范。

执笔人：陈翔，高晓东，崔扬文，孙伟，沈燕，
林佳冰，史庆丰，傅小芳，张群，胡必杰
上海市医院感染防控与监测网

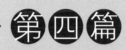

第四篇
"三网联动"综合评分标准

┃ 三 网 年 鉴 ┃

上海市细菌真菌耐药监测网
上海市抗菌药物临床应用监测网
上海市医院感染防控与监测网

上海市卫生健康委员会抗菌药物临床应用与管理专家委员会尝试发挥多学科合作优势,设置一些综合指标,用于评价医院的感染病诊治、耐药菌监测、抗菌药物合理应用和医院感染防控水平,引导医院更加注重内涵建设,加强专业团队建设、科学化管理。这些指标的意义更多在于其导向作用,同时这一评分标准将在实践中逐步优化。

一、"三网联动"复合指标

(一)感染病诊治多学科专业队伍建设(45分)

1. **感染专业医生**(10分,培元实践基地单位本项满分)

(1)有从事细菌真菌感染诊治方向医生(3分)。

(2)有细菌真菌感染诊治病区或医疗组(3分)。

(3)有参加培元理论培训或实践培训医生(2分)。

(4)感染科医生主导感染病诊治会诊(2分)。

2. **感染专业药师**[10分,中国医院协会、中华医学会临床药师(感染专业)培训基地本项满分]

(1)有感染专业药师(5分)。

(2)有参加培英理论学习临床药师(2分)。

(3)有完成国家临床药师培训抗感染专业临床药师(3分)。

3. **临床微生物专业人员**(10分)

(1)专职临床微生物专业人员超过每200床1位,不足2分,无专职人员0分(4分)。

（2）有具备检验医师资格人员（2分）。

（3）派员参加上海市细菌真菌耐药监测网培训或全国细菌耐药监测网（CARSS）实践培训（2分）。

（4）派员参加培微理论培训（2分）。

4. 医院感染防控专业人员（10分）

（1）医院感染管理科人员配备（3分）；医院每250张开放床位配备1名医院感染防控专职人员，配备率不足50%扣3分，不足75%扣2分，不足80%扣1分。

（2）医院感染管理科人员结构（3分）；医院感染管理科由临床医生、公卫医生和护士组成，每缺一类扣1分。

（3）医院感染管理科人员培训（4分）；工作不满5年的专职人员应参加上海市院内感染质量控制中心举办的岗位培训班（2分）；所有专职人员每年必须参加不少于30学时的继续教育（1分）；安排重点部门负责人参加医院感染防控培训（1分）。

5. 感染病诊治与抗菌药管理多学科协同机制（5分）

（1）感染病诊治多学科会诊机制（3分）。

（2）抗菌药物管理团队由多学科构成（2分）。

（二）抗菌药物采购目录优化（45分）

1. 全部采购品种数与推荐品种（表4-1）重合度（25分）

（1）采购品种≥90%为推荐品种（25分）。

（2）采购品种≥85%为推荐品种（22分）。

（3）采购品种≥80%为推荐品种（18分）。

（4）采购品种≥75%为推荐品种（12分）。

（5）采购品种≥70%为推荐品种（5分）。

（6）采购品种为推荐品种者＜70%（0分）。

2. 采购目录中有青霉素、苄星青霉素、呋喃妥因、复方磺胺甲噁唑、氟胞嘧啶5个品种（10分）

（1）有4种及以上（10分）。

（2）有3种（8分）。

（3）有2种（5分）。

（4）有1种（2分）。

（5）无（0分）。

3. 采购目录中有头孢唑林、头孢呋辛（注射剂）（10分，缺1种扣5分）

表4-1　抗菌药物推荐品种

抗菌药物类别	药品名称
青霉素类	青霉素G 苄星青霉素 阿莫西林 氨苄西林 哌拉西林
一代头孢	头孢唑林 头孢拉定（口服、注射）
二代头孢	头孢呋辛（口服、注射） 头孢克洛
三代头孢	头孢噻肟 头孢曲松 头孢他啶 头孢克肟
四代头孢	头孢吡肟
单环类	氨曲南
β-内酰胺酶抑制剂及复方制剂	阿莫西林/克拉维酸 氨苄西林/舒巴坦 哌拉西林/他唑巴坦（8∶1） 头孢哌酮/舒巴坦 替卡西林/克拉维酸 舒巴坦 头孢他啶/阿维巴坦

（续表）

抗菌药物类别	药品名称
头霉素类	头孢西丁 头孢美唑
碳青霉烯类	亚胺培南/西司他丁 美罗培南 厄他培南
青霉烯类	法罗培南
氧头孢烯类	拉氧头孢
氨基糖苷类	阿米卡星 庆大霉素 异帕米星
大环内酯类	红霉素（口服、注射） 交沙霉素 阿奇霉素（口服、注射） 克拉霉素 罗红霉素
林可酰胺类	克林霉素
四环素类	多西环素（口服、注射） 米诺环素
多肽类	万古霉素 去甲万古霉素 替考拉宁 达托霉素 多黏菌素 B 或多黏菌素 E
喹诺酮类	诺氟沙星 左氧氟沙星（口服、注射） 环丙沙星（口服、注射） 莫西沙星（口服、注射） 奈诺沙星
磺胺类	复方磺胺甲噁唑
呋喃类	呋喃妥因
硝基咪唑类	甲硝唑（口服、注射）
噁唑烷酮类	利奈唑胺（口服、注射）

（续表）

抗菌药物类别	药品名称
磷霉素	磷霉素（注射） 磷霉素氨丁三醇
甘氨酰环素	替加环素
浅部抗真菌药物	特比萘芬
深部抗真菌药物	两性霉素 B 及脂质体 氟胞嘧啶 氟康唑（口服、注射） 伊曲康唑（口服、注射） 伏立康唑（口服、注射） 泊沙康唑 卡泊芬净 米卡芬净

（三）规范 β-内酰胺类抗菌药物皮试（10分）

（1）遵照《β-内酰胺类抗菌药物皮试指导原则》（10分）。

（2）未遵照《β-内酰胺类抗菌药物皮试指导原则》，由各科室自行决定（5分）。

（3）医院规定使用头孢菌素前必须进行头孢菌素皮试筛查（0分）。

二、细菌耐药权重指数

（一）标本质量分值（50分）

1. 标本来源（10分）

（1）门诊患者分离株所占比例（5分）。

- ≤ 5%（0分）

- > 5%且 ≤ 10%（1分）

- > 10%且 ≤ 15%（3分）

- > 15%（5分）

（2）血液和脑脊液标本分离株来源占比（5分）。

- ≤ 5%（0分）
- > 5%且≤ 10%（1分）
- > 10%且≤ 15%（2分）
- > 15%且≤ 20%（3分）
- > 20%（5分）

2. 菌株数量（10分）

按全年菌株数量计算得分（需剔除同一患者分离的重复菌株，表4-2）。

表 4-2 二级医院、三级医院每年菌株数量评分

三级医院（株/年）	得分	二级医院（株/年）	得分
< 300	0	< 100	0
≥ 300且< 1 000	3	≥ 100且< 300	3
≥ 1 000且< 2 000	5	≥ 300且< 800	5
≥ 2 000且< 4 000	7	≥ 800且< 1 500	7
≥ 4 000	10	≥ 1 500	10

3. 药敏品种合理性（30分）

以下常见细菌和抗菌药物组合纳入评分，每缺少1种药物扣0.01分。

（1）大肠埃希菌/肺炎克雷伯菌：氨苄西林、哌拉西林/他唑巴坦、头孢唑林、头孢呋辛、头孢噻肟（或头孢曲松）、头孢他啶、头孢吡肟、阿米卡星、多黏菌素（黏菌素或多黏菌素B，CR菌株）、替加环素（CR菌株，中介或耐药菌株是否复核确认）、头孢他啶/阿维巴坦（CR菌株）。

（2）铜绿假单胞菌：哌拉西林/他唑巴坦、头孢他啶、头孢吡肟、阿米卡星、多黏菌素（黏菌素或多黏菌素B，CR菌株）、环丙沙星（或左氧氟

沙星）。

（3）鲍曼不动杆菌：哌拉西林/他唑巴坦、头孢哌酮/舒巴坦、头孢他啶、头孢吡肟、阿米卡星、多黏菌素（黏菌素或多黏菌素B，CR菌株）、替加环素（CR菌株，中介或耐药菌株是否复核确认）、环丙沙星（或左氧氟沙星）。

（4）金黄色葡萄球菌：青霉素、头孢西丁（或苯唑西林）、红霉素、克林霉素、万古霉素、环丙沙星（或左氧氟沙星）。

（5）肺炎链球菌：头孢曲松/头孢噻肟、左旋氧氟沙星/莫西沙星、万古霉素、利奈唑胺、青霉素MIC［苯唑西林（OXA）无法预测时］。

（6）粪肠球菌：氨苄西林、高浓度庆大霉素/链霉素、万古霉素。

（7）流感嗜血杆菌和卡他莫拉菌：β-内酰胺酶。

（二）耐药程度（50分）

1. 耐药率的评分标准

等于上海市当年平均耐药率者50分；超过平均耐药率者扣分，低于平均耐药率者加分（表4-3）。

表 4-3　每种重点监测耐药菌的评分

超过平均耐药率扣分标准	得分	低于平均耐药率加分标准	得分
超≤10%扣10分	40	低≤10%加10分	60
超10%且≤20%扣20分	30	低10%且≤20%加20分	70
超20%且≤30%扣30分	20	低20%且≤30%加30分	80
超30%且≤40%扣40分	10	低30%且≤40%加40分	90
超>40%扣完50分	0	低>40%加满50分	100

2. 重点监测耐药菌的总评分

每种耐药菌的权重得分＝表4-3的得分 × 权重系数，总得分为6种耐药菌得分的总和,满分为50分。(表4-4)。

表 4-4　重点监测耐药菌的权重系数及得分

重点耐药菌	权重系数	表 4-3 得分	得分
MRSA	0.09		
VREFM	0.04		
CRKP	0.12		
CRPA	0.08		
CRAB	0.09		
3ʳᵈGC-R	0.08		
合计			

注：MRSA：甲氧西林耐药金葡菌；VREFM：万古霉素耐药屎肠球菌；CRKP：碳青霉烯类耐药肺炎克雷伯菌；CRPA：碳青霉烯类耐药铜绿假单胞菌；CRAB：碳青霉烯类耐药鲍曼不动杆菌；3ʳᵈGC-R：头孢噻肟/头孢曲松耐药大肠埃希菌

三、抗菌药物使用权重指数

(一) 基础分值(30分)

1. 参与抗菌药物临床应用监测与数据上报工作(12分)

(1) 准时上报抗菌药物临床应用监测数据：完成得6分,超时扣3分。

(2) 上报抗菌药物临床应用监测数据完整性：缺1小项扣1分。

2. 抗菌药物管理工作(18分)

(1) 抗菌药物目录及临时采购备案(上海市临床药事质量控制中心回执)(6分)。

(2) 抗菌药物临时采购品种与数量(6分)。

(3) 抗菌药物专项点评及干预记录(6分,缺1小项扣3分)。

(二) 综合性医院抗菌药物管理指标分值(20分)

(1) 门诊患者抗菌药物使用率≤20%(5分)。

（2）急诊患者抗菌药物使用率≤40%（5分）。

（3）住院患者抗菌药物使用率≤60%（5分）。

（4）住院患者抗菌药物使用强度（≤40,得5分；>40且≤45,得4分；>45且≤50,得3分；>50且≤55,得2分；>55且≤60,得1分；>60,不得分）。

（三）重点监测抗菌药物分值（50分）

1. 每类（种）重点监测抗菌药物的评分

以该类/种抗菌药物使用强度平均数值为准,相近者得50分；超过平均数者扣分,低于平均数者加分（表4-5）。

表4-5 重点监测抗菌药物的评分

超过平均数者扣分标准	得分	低于平均数者加分	得分
超≤50%扣10分	40	低≤50%加10分	60
超50%且≤100%扣20分	30	低50%且≤100%加20分	70
超100%且≤150%扣30分	20	低100%且≤150%加30分	80
超150%且≤200%扣40分	10	低150%且≤200%加40分	90
超>200%扣完50分	0	低>200%加满50分	100

2. 重点监测抗菌药物的总分

每类（种）抗菌药物的权重得分=表4-5的得分×权重系数,总得分为4类（种）抗菌药物（表4-6）得分的总和（满分50分）。

表4-6 重点监测抗菌药物的权重与得分

重点抗菌药物类别	权重系数	表4-5得分	得分
替加环素	0.10		
碳青霉烯类	0.15		

重点抗菌药物类别	权重系数	表 4-5 得分	得分
酶抑制剂复合制剂	0.05		
三代头孢	0.10		
喹诺酮类	0.10		
合计			

四、医院感染权重指数

（一）基础分值（40分）

1. 医院感染监测信息系统配备情况（20分）

根据国家卫生健康委和国家医院感染质量控制中心的规定,医疗机构应配备能进行感染病例及暴发预警、数据采集、数据统计分析功能的医院感染信息系统。满分18分,扣完为止。

（1）无信息系统,扣18分。

（2）有信息系统但不能预警,扣6分。

（3）有信息系统,但数据采集不规范,扣6分。

（4）有信息系统,但是无数据统计与分析功能,扣6分。

（5）抗菌药物信息系统不能区分治疗和预防,扣2分。

2. 数据上报的情况：及时性及完整性（20分）

按照上海市院内感染质量控制中心要求,及时、完整上传医院感染相关监测数据。满分20分,扣完为止。

（1）每月每项数据未及时上报,扣2分。

（2）每月每项数据不完整,扣2分。

（二）监测权重分值（60分）

1. 3种导管相关感染发生率（10分）

防控导管相关血流感染（CLABSI）、呼吸机相关肺炎（VAP）以及导尿管相关尿路感染（CRUTI）可降低多重耐药菌的检出率,故上海市院内感染质量中心要求各医院根据国内外循证医学证据采取综合干预措施做好3种导管相关感染的防控。满分10分,扣完为止。

（1）VAP发生率（4分）: 超过3例/千插管日,扣1分;超过5例/千插管日,扣2分;超过10例/千插管日,扣3分;超过15例/千插管日,扣4分。

（2）CRUTI发生率（3分）: 超过1例/千插管日,扣1分;超过2例/千插管日,扣2分;超过5例/千插管日,扣3分。

（3）CLABSI发生率（3分2）: 超过0.5例/千插管日,扣1分;超过1例/千插管日,扣2分;超过2例/千插管日,扣3分。

2. I类手术切口围手术期抗菌药物预防使用（12分）

（1）抗菌药物预防使用率（4分）: 超过30%,扣1分;超过50%,扣2分;超过75%,扣4分。

（2）预防使用抗菌药物的时间（4分）: 超过48 h的比例超过30%,扣1分;超过50%,扣2分;超过75%,扣4分。

（3）预防使用抗菌药物的品种（4分）: 第一代头孢和第二代头孢（或联用硝基咪唑类）患者比例不足80%,扣1分;不足75%,扣2分;不足50%,扣4分。

3. 血培养送检率（12分）

（1）下述3种病例中血培养送检率: ① 发热（体温不低于38.5℃）同时伴肺炎; ② 留置深静脉导管不短于5 d; ③ 本次发热后曾送检痰培养的病例。

每一项满分3分: 每项低于80%,扣1分;低于70%,扣2分;低于50%,扣3分。

（2）血培养两部位采血且每部位需氧+厌氧（新生儿除外）（3分）：低于80%，扣1分；低于70%，扣2分；低于60%，扣3分。

4. 手卫生依从性（12分）

（1）手卫生依从性（4分）：低于80%，扣1分；低于65%，扣2分；低于50%，扣4分。

（2）病区皂液和快速手消毒液耗量（4分）：低于17 ml/床日，扣1分；低于13 ml/床日，扣2分；低于10 ml/床日，扣4分。

（3）ICU皂液和快速手消毒液耗量（4分）：低于45 ml/床日，扣1分；低于20 ml/床日，扣2分；低于15 ml/床日，扣4分。

5. 治疗性抗菌药物使用前微生物标本送检率（6分）

包括细菌培养、真菌培养等能明确病原体种属的检验方法

（1）限制类抗菌药物：低于50%，扣1分；低于40%，扣2分；低于30%，扣3分。

（2）特殊类抗菌药物：低于80%，扣1分；低于70%，扣2分；低于60%，扣3分。

6. ICU开展CRE主动筛查情况（8分）

全部ICU（CCU等无CRE检出的ICU除外）均开展，不扣分；部分ICU开展，扣4分；全部ICU均未开展，扣8分。